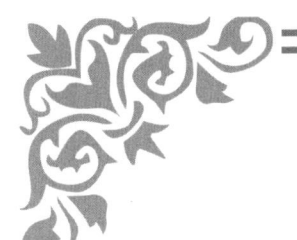

广东省中药饮片炮制规范

(第二册)

广东省药品监督管理局 编

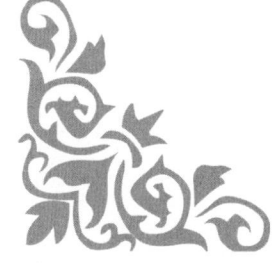
广东科技出版社
全国优秀出版社

·广州·

图书在版编目（CIP）数据

广东省中药饮片炮制规范. 第二册 / 广东省药品监督管理局编. —广州：广东科技出版社，2023.9
ISBN 978-7-5359-8035-9

Ⅰ. ①广… Ⅱ. ①广… Ⅲ. ①饮片—中药炮制学—规范—广东 Ⅳ. ①R283.64-65

中国版本图书馆CIP数据核字（2022）第252291号

广东省中药饮片炮制规范（第二册）
Guangdong Sheng Zhongyao Yinpian Paozhi Guifan（Di-er Ce）

出 版 人：	严奉强
责任编辑：	杜怡枫
责任校对：	曾乐慧　李云柯
责任印制：	彭海波
出版发行：	广东科技出版社
	（广州市环市东路水荫路11号　邮政编码：510075）
销售热线：	020-37607413
	https://www.gdstp.com.cn
	E-mail: gdkjbw@nfcb.com.cn
经　　销：	广东新华发行集团股份有限公司
印　　刷：	广州一龙印刷有限公司
	（广州市增城区荔新九路43号1幢自编101房　邮政编码：511340）
规　　格：	889 mm×1 194 mm　1/16　印张15.50　字数320千
版　　次：	2023年9月第1版
	2023年9月第1次印刷
定　　价：	198.00元

如发现因印装质量问题影响阅读，请与广东科技出版社印制室联系调换（电话：020-37607272）。

《广东省中药饮片炮制规范(第二册)》
编辑委员会

主任委员：江效东

副主任委员：王 玲　严 振　宋永朝　方 维　邱 楠　苏盛锋

委　　　员：叶永才　林 应　缪志斌　罗玉冰　田守刚　赵广宇
　　　　　　邹玉婷　曾祥卫　朱 枫　朱思旭　赖育健　杨 栋
　　　　　　黄志宏　吴群悦　韩 松　李 华　邓 锋　陈 旻
　　　　　　刘 珍　方继辉　刘潇潇　黄俊忠　黄国凯　毛杏飞

主　　　编：吴群悦

执行主编：李 华　刘潇潇　林锦锋　黄国凯

编撰人员：(按姓氏笔画排序)
　　　　　　王 琦　王 磊　乔 莉　刘主洁　刘潇潇　许艺镌
　　　　　　孙树周　李火云　杨志业　连晓吟　吴雪缘　吴跃丽
　　　　　　汪 芸　张万青　张丽丹　张恺东　陆 佳　陈 馥
　　　　　　陈玉婷　陈佩文　陈倩文　陈海燕　陈漫丽　林锦锋
　　　　　　侯惠婵　高美华　郭隆钢　黄国凯　黄思琪　黄俊忠
　　　　　　梁晓宇　葛 蓉　曾兰花　简淑仪　谭婉清　谭颖仪
　　　　　　黎嘉茗　潘银蕉　戴玉豪

总 审 稿：李泳雪

审　　　稿：(按姓氏笔画排序)
　　　　　　丘振文　刘基柱　吴孟华　陈日檬　胡浩彬　夏 荃
　　　　　　顾利红　翁雪萍　高 明　郭增喜　黄志海　黄海波
　　　　　　曹 晖　程显隆　曾志坚　黎跃成　魏 锋

统　　　稿：(按姓氏笔画排序)
　　　　　　乔 莉　刘潇潇　陈 馥　林锦锋　黄国凯　黄俊忠
　　　　　　简淑仪

前　言

《广东省中药饮片炮制规范（第二册）》是由广东省药品监督管理局授权广东省药品检验所牵头组织，经广东省内各地市药品检验机构及中药科研、生产、经营和使用单位共同努力编制完成。本册中药饮片炮制规范经专家审议，由广东省药品监督管理局正式颁布实施，作为广东省中药饮片加工炮制、经营、使用、检验和监督管理的法定技术标准。

本册规范按照《广东省中药饮片炮制规范起草指导原则和技术要求》《广东省中药饮片炮制规范复核指导原则和技术要求》及国家对省级中药饮片炮制规范的要求，参照《中华人民共和国药典》（以下简称《中国药典》）的相关指导原则和技术规范，结合了广东地方中药饮片炮制和应用的特色，收载了《中国药典》2020年版和《广东省中药饮片炮制规范（第一册）》未予收载而广东省内常用的中药饮片82种，是对《中国药典》和已有的广东省中药饮片标准的重要补充。

本册中药饮片炮制规范的特色主要体现在：

1. 炮制方法突出广东省地方特色。本册规范收录了许多广东省特色饮片及其制法，如《中国药典》收载的醋三棱、麸炒芡实、盐沙苑子、烫狗脊、炙淫羊藿等饮片为炒制，而本规范收载的醋煮三棱、蒸芡实、盐蒸沙苑子、蒸狗脊、蒸淫羊藿等饮片以广东传统的蒸、煮之法炮制，以增强补益作用、减少炒制的"热气"。

2. 新技术、新方法得到开创性应用。本册规范首次将聚合酶链式反应法应用于人参花中三七花的检查，将聚合酶链式反应-限制性内切酶长度多态性方法应用于川贝母（片）鉴别，从而分子生物学技术在广东省中药饮片炮制规范中得到应用。

3. 质量控制水平继续提升。本册规范收载的中药饮片标准的项目及其限度设置参照《中国药典》药材及饮片标准，大幅度地增加了薄层色谱鉴别法、浸出物测定法、高效液相色谱法、气相色谱法等方法在标准中的应用，有效地提升了中药饮片的质量控制水平。标准中建立的检测方法及其限度均得到广东省药品检验所及广东省各地市药检机构的复核、验证。

本册规范与《广东省中药饮片炮制规范（第一册）》的不同之处在于将各品种正文与起草说明分开出版，本册规范仅收载各品种正文。

由于该标准的编纂工作时间紧、任务重，难免存在不足之处，希望各有关单位和广大读者提出宝贵意见，以便进一步完善，不断地提高广东省地方中药饮片炮制规范的标准水平。

广东省药品监督管理局

目　录

广东省中药饮片炮制规范沿革··· I

凡例··· V

品名目次··· 1～4

品种正文··· 1～163

附录·· 附录1～附录54

　　附录Ⅰ　　炮制通则·· 附录3～附录11

　　附录Ⅱ　　炮制的常用辅料·· 附录12～附录15

　　附录Ⅲ　　广东省中药饮片炮制规范起草指导原则和技术要求
　　　　　　··· 附录16～附录33

　　附录Ⅳ　　广东省中药饮片炮制规范复核指导原则和技术要求
　　　　　　··· 附录34～附录37

　　附录Ⅴ　　对照品与对照药材·· 附录38～附录40

　　附录Ⅵ　　本册规范收载中药饮片图片·· 附录41～附录54

索引·· 索引1～索引10

　　汉语拼音索引··· 索引3～索引4

　　拉丁名索引··· 索引5～索引7

　　拉丁学名索引··· 索引8～索引10

广东省中药饮片炮制规范沿革

为达到去粗取精、减毒增效、适应中医临床的要求，根据中医药理论，对中药材进行加工制作的中药饮片炮制技术是中医药宝库的重要组成部分。受岭南地区独特地域条件、气候环境和人文理念等因素影响，广东省的老药工在长期的中药生产、经营和使用过程中，积累了丰富而颇具岭南特色的中药饮片炮制经验和宝贵知识。

一直以来，广东省药品监督管理部门致力于继承和发扬中医药文化，规范中药饮片的生产加工，不断地整理广东省中药饮片的品种规格，并制定了多版中药饮片加工炮制规范。

1963年版《广东药材炮制手册》 1963年，为解决广东省内统一用药规格、统一加工炮制问题，巩固和提高药材质量，使之符合中医药理论和临床应用需要，在广东省卫生厅药政局领导下，刚成立的广东省药品检验所组织成立《广东药材炮制手册》工作组，召开广东省内各地区的老药工座谈会，讨论和交流省内各地药材炮制经验，将省内过去编印的有关土产药材规格和加工炮制等资料重新整理编订。在试写两次样稿，并反复征求意见、订正内容后，于1963年3月将《广东药材炮制手册》（试行本）分三批印刷分发，以响应广东省内各地中药材及饮片生产、经营和使用等单位之急需。

在试行基础上，经过厘正和增补，1963年9月，《广东药材炮制手册》正式颁布实施，成为广东省第一部系统性的中药材炮制规范。《广东药材炮制手册》由广东省药品检验所编印，赵思兢任主编，汇聚了当时广东省内中药师和老药工的经验和智慧，充分反映了省内中药炮制的丰富经验和用药习惯，并收集、整理了中医药有关饮片加工炮制零散文献，特别是历代医案医话对中药加工炮制的运用经验和要求。《广东药材炮制手册》共整理了需加工炮制的中药材555种，每个品种按照处方选用品种、品种规格、炮制规格、贮藏、用量、配伍禁忌、中毒症状及解毒方法、历史传统经验等项进行编撰阐述。《广东药材炮制手册》有力地促进了广东省中医药技术人员的水平提高，并成为省内中药材及饮片质量检查的依据。

1977年版《广东省中药材饮片加工炮制手册》 1977年1月，由广东省药品公司组织编印发行，主要作为广东省广大农村赤脚医生，基层医药卫生人员和中药材及饮片生产、供应、使用等单位进行中药材饮片加工炮制的规范和业务学习的材料。该手册经过广东省各地区有关单位的中药师和老药工、老医生、药检人员的反复讨论和修改，总结了广东省各地中药炮制的经验，并结合实际，对传统经验进行吸收和扬弃。全书分炮制通则和各论两部分，共收载常用中药524种，按照中药材药用部位分为根及根茎、种子果实、草、叶、花、树皮、茎藤、树脂、菌藻、动物、昆虫、矿物和其他共13类，每类均按笔画顺序排列。每个品种按照来源、加工炮制、功用、用量、注意和贮存共6项描述。《广东省中药材饮片加工炮制手册》建立了药材加工处理成一定规格的炮制品的规范，以使药性符合医疗要求，适应于配方调剂。

1984年版《广东省中药炮制规范》 1984年10月，由广东省卫生厅组织广东省药品检验、生产、供应、教学及科研等领域的中药师和老药工参加，在1981年10月广东省卫生厅组织编写的《广东省中药材加工炮制规范》（讨论稿）基础上，按照中医药理论和《中国药典》规定的原则，参考广东省内外中药材加工炮制的经验编写而成。《广东省中药炮制规范》1984年版分炮制通则、正文和附录3部分，共收载常用中药材553种，按药用部位和来源分为根及根茎、种子及果实、草、叶、花、树皮、茎藤、树脂、菌藻、动物、昆虫、矿物和其他共13类，每类均按笔画次序排列。每个品种按来源、性状、炮制、性味、功能与主治、用法与用量、注意和贮藏共8项描述。《广东省中药炮制规范》是广东省中药饮片加工炮制、配方和质量检查的依据。

《广东省中药饮片炮制规范（第一册）》 2006年10月，广东省食品药品监督管理局授权广东省药品检验所组织编撰《广东省中药饮片炮制规范》。广东省药品检验所按照广东省食品药品监督管理局的要求，拟定了《广东省中药饮片炮制规范》编写细则、起草指导原则和技术要求、复核指导原则和技术要求，组织广东省药品检验、生产、经营和中药教学及科研等领域的相关专业技术人员参加编写工作。该规范按照《中国药典》2010年版一部的凡例、附录和各项指导原则，参考广东省内外中药材加工炮制的相关资料编写而成，收载了广东省内常用而《中国药典》2010年版一部尚未收载的地方特色饮片品种70个。与《广东省中药炮制规范》1984年版比较，该规范收载的各品种正文根据该品种实际情况增加了经过实验验证的显微鉴别和薄层鉴别项、必要的检查项和含量测定项，大幅度地提高了质量控制水平，统一了内容格式和规范用语，且将起草说明与标准正文同时编印，配以相关饮片实物、实验结果和炮制工具等图谱，图文并茂、说明详细。便于在中药材加工炮制、配方和质量控制中使用，同时也便于作教学、科研参考。该规范包括前言、目录、沿革、凡例、正文、附录和索引7部分，标准正文按照品名、来源、炮制、性状、鉴别、检查、浸出物、含量测定、性味与归经、功能与主治、炮制作用、用法与用量、注意和贮藏共14项编写。

该规范经广东省食品药品监督管理局于2010年3月组织广东省内高校、科研机构和药品检验所等中药领域的有关专家进行审阅、定稿，并于2010年12月批准以《广东省中药饮片炮制规范（第一册）》之名颁布，2011年7月1日起正式施行。

《广东省中药饮片炮制规范（第二册）》 2017年，针对广东省内部分饮片品种仍在执行《广东省中药炮制规范》1984年版相关要求的情况，广东省药品监督管理局要求各中药饮片生产、经营和使用单位对执行《广东省中药炮制规范》1984年版的品种进行梳理，并授权广东省药品检验所启动组织编撰《广东省中药饮片炮制规范（第二册）》的工作。经过项目组全体人员5年多的共同努力，该规范于2022年3月编制完成。收载了《中国药典》2020年版和《广东省中药饮片炮制规范（第一册）》未予收载而广东省内生产、经营、使用中无标准可依或仍然执行《广东省中药炮制规范》1984年版标准的中药饮片82种。该规范按照《广东省中药饮片炮制规范起草指导原则和技术要求》《广东省中药饮片炮制规范复核指导原则和技术要求》和国家对省级中药饮片炮制规范的要求，参照《中国药典》的相关指导原则和技术规范编制。该规范包括前言、目录、沿革、凡例、正文、附录和索引7部分，标准正文按照品名、来源、炮制、性状、鉴别、特征图谱、检查、浸出物、含量测定、性味与归经、功能与主治、炮制作用、用法与用量、注意和贮藏共15项编写，收录的品种继续突出广东省地方炮制特色，并且在标准中应用了聚合酶链式反应法等新技术、新方法，质量控制水平得到进一步提升。为精简篇幅，本册规范仅收载各品种标准正文，起草说明另行发布。

本册规范经广东省药品监督管理局多次组织的国内高校、科研机构和药品检验所等中药领域的有关专家进行审阅、定稿。

凡 例

总 则

一、《广东省中药饮片炮制规范》是广东省药品监督管理局依据《中华人民共和国药品管理法》组织制定和颁布实施的地方中药饮片炮制规范,是对国家药品标准体系的重要补充。

二、《广东省中药饮片炮制规范》依法收载国家药品标准未予收载而广东省辖区范围内临床习用的中药饮片。国家药品标准一经颁布实施,《广东省中药饮片炮制规范》收载的相同品种的标准同时停止使用。

三、《广东省中药饮片炮制规范》按册颁布,各册有收载相同品种的,以后颁布的标准为准,之前颁布的标准即停止使用。若后颁布的凡例、附录出现重大变化,则之前颁布的标准正文应随之进行修订。

本册为《广东省中药饮片炮制规范(第二册)》,《广东省中药炮制规范》1984年版中收载的相同品种标准同时停止使用。

四、《广东省中药饮片炮制规范》主要由品种正文、凡例、附录构成。

五、凡例是正确使用《广东省中药饮片炮制规范》进行质量检定的基本原则,是对《广东省中药饮片炮制规范》正文、附录及与质量检定有关的共性问题的统一规定。

六、《广东省中药饮片炮制规范》的项目与要求、检验方法和限度、标准物质(对照品、对照药材、对照提取物、标准品)、计量、精确度、试药、试液、指示剂等均按现行版《中国药典》执行;使用《广东省中药饮片炮制规范》进行质量检定工作时应符合现行版《中国药典》相关规定。

正 文

七、品种项下收载的内容统称为正文。标准正文系根据饮片自身的理化与生物学特性制定的，用以检测饮片质量是否达到用药要求，并衡量其质量是否稳定均一的技术规定。

八、标准正文项下根据品种不同，按顺序可分别列有：（1）品名；（2）来源；（3）炮制；（4）性状；（5）鉴别；（6）特征图谱；（7）检查；（8）浸出物；（9）含量测定；（10）性味与归经；（11）功能与主治；（12）炮制作用；（13）用法与用量；（14）注意；（15）贮藏。

标准正文格式按照《中国药典》一部要求撰写，其中：

【性状】 根据饮片的实物性状描述。

【炮制】 以广东省现行的炮制方法为主，力求与《中国药典》一致。有些品种因广东省传统的炮制方法与《中国药典》出入较大，本规范同时收载相应的炮制方法，以便执行。

【性味与归经】【功能与主治】依据《中国药典》《中华人民共和国卫生部药品标准》或中医药文献拟定，均采用中医药术语。为便于比较炮制前后功能和主治的变化情况，【功能与主治】一般是指炮制前的情况。

附 录

九、附录收载炮制通则、炮制的常用辅料、广东省中药饮片炮制规范起草指导原则和技术要求、广东省中药饮片炮制规范复核指导原则和技术要求、本册规范收载中药饮片图片，以及对照品与对照药材。

名称与编排

十、各品种名称包括中文名称（必要时用括号加注副名）、汉语拼音名与拉丁名，其中拉丁名排序为属名（或属名+种加词）+药用部位+炮制方法。

十一、品名目次是按饮片的原药材中文名称笔画顺序排列，同笔画数的字按起笔笔形一丨丿丶フ的顺序排列；各饮片名称分列于相应的药材名下；索引分别按汉语拼音索引、拉丁名索引和拉丁学名索引顺序排列。

品 名 目 次

二画
人
人参
红参（条）……………………3
人参花
人参花………………………6

三画
三大川广
三七
三七（个）……………………9
三七（片）……………………11
三棱
醋煮三棱……………………13
大枣
黑枣…………………………15
川贝母
川贝母（片）…………………17
川楝子
川楝子（瓣）…………………20
广昆布
广昆布………………………22

四画
天无云五火巴水
天山雪莲
天山雪莲（段）………………24
天麻
天麻（个）……………………26
无花果
无花果………………………29
云芝
云芝（丝）……………………31
五加皮
五加皮（段）…………………33
五灵脂
醋五灵脂……………………35
火麻仁
火麻仁（碎）…………………37
巴戟天
盐蒸巴戟肉…………………39
水半夏
水半夏………………………41
姜水半夏……………………43

五画
石布白半

石膏
- 生石膏（块） …… 45

布渣叶
- 布渣叶（丝） …… 47

白术
- 蒸白术 …… 49

白芍
- 麸炒白芍 …… 51

半夏
- 姜蒸半夏 …… 53

六画
当肉延华红

当归
- 全归 …… 55
- 归头（薄片） …… 58

肉桂
- 肉桂（丝） …… 60

延胡索
- 醋蒸延胡索 …… 62

华南谷精珠
- 华南谷精珠 …… 65

红景天
- 红景天（块） …… 66
- 红景天（段） …… 68

七画
苍芡岗佛龟沙诃附鸡

苍术
- 泡苍术 …… 70

芡实
- 芡实（瓣） …… 72
- 盐芡实 …… 73

岗梅
- 岗梅 …… 74

佛手
- 蒸佛手 …… 76

龟甲
- 龟甲（块） …… 78
- 醋龟甲（块） …… 80

沙苑子
- 盐蒸沙苑子 …… 82

诃子
- 诃子（碎） …… 84

附子
- 炮天雄 …… 86

鸡蛋壳
- 鸡蛋壳 …… 89

八画
罗金狗卷

罗汉果
- 罗汉果（块） …… 90

金钗石斛
金钗石斛（片）·················92

金樱子
盐金樱子·····················94

狗脊
盐狗脊·······················96

卷柏
卷柏（个）···················98

九画
茯胡南栀枸骨穿

茯苓
茯神························100

胡黄连
胡黄连（段）················102

胡椒根
胡椒根（段）················104

南大青叶
南大青叶····················105

南山楂
南山楂······················107

南杏仁
南杏仁······················108

栀子
姜栀子······················109

枸骨叶
枸骨叶（丝）················111

骨碎补
骨碎补（段）················112
烫骨碎补（段）··············114

穿破石
穿破石（段）················115

十画
莱莲莪柴桑

莱菔子
莱菔子（碎）················117

莲子
白莲子······················119
炒莲子······················121

莪术
醋蒸莪术····················123

柴胡
北柴胡（段）················125

桑螵蛸
盐桑螵蛸····················127

十一画
黄菟菊银猪鹿淫续

黄柏
酒黄柏······················129

黄荆子
黄荆子······················131

黄精
黄精（个）··················133
蒸黄精······················135

3

菟丝子

　　盐蒸菟丝子 …………………………… 137

菊花

　　胎菊 ……………………………………… 139

银柴胡

　　银柴胡（段） …………………………… 141

猪牙皂

　　炒猪牙皂 ………………………………… 143

鹿角胶

　　炒鹿角胶 ………………………………… 145

鹿尾巴

　　鹿尾巴 …………………………………… 148

淫羊藿

　　蒸淫羊藿 ………………………………… 149

续断

　　盐蒸续断 ………………………………… 152

十二画
锁滑

锁阳

　　盐锁阳 …………………………………… 154

滑石

　　滑石（块） ……………………………… 156

十六画
薏

薏苡仁

　　炒薏苡仁 ………………………………… 157

十八画
覆

覆盆子

　　盐覆盆子 ………………………………… 159

十九画
鳖

鳖甲

　　鳖甲（块） ……………………………… 162

　　醋鳖甲（块） …………………………… 163

品种正文

红参（条）

Hongshen（Tiao）

GINSENG RADIX ET RHIZOMA RUBRA

本品为五加科植物人参 Panax ginseng C. A. Mey. 栽培品的根和根茎的炮制加工品。

【炮制】 取净人参，蒸制后，干燥，剪须，压制成型。

【性状】 主根呈纺锤形、圆柱形或扁方柱形，长3～10cm，直径1～2cm。表面半透明，红棕色，偶有不透明的暗黄褐色斑块，具纵沟、皱纹及细根痕；上部有时具断续的不明显环纹；下部有2～3条扭曲交叉的支根，有须根残迹。根茎（芦头）长1～2cm，上有数个凹窝状茎痕（芦碗），有的带有1～2条完整或折断的不定根（芋）。质硬而脆，断面平坦，角质样。气微香而特异，味甘、微苦。

【鉴别】 （1）粉末棕黄色至红棕色。树脂道碎片易见，含黄色块状分泌物。草酸钙簇晶直径20～68μm，棱角锐尖。木栓细胞表面观呈类方形或多角形，壁细波状弯曲。网纹导管和梯纹导管直径10～56μm。淀粉粒糊化、轮廓模糊。

（2）取本品粉末1g，加三氯甲烷40ml，加热回流1小时，弃去三氯甲烷液，药渣挥干溶剂，加水0.5ml搅拌润湿，加水饱和正丁醇10ml，超声处理30分钟，吸取上清液加3倍量氨试液，摇匀，放置分层，取上层液蒸干，残渣加甲醇1ml使溶解，作为供试品溶液。另取人参对照药材1g，同法制成对照药材溶液。再取人参皂苷Rb_1对照品、人参皂苷Re对照品、人参皂苷Rf对照品和人参皂苷Rg_1对照品，加甲醇制成每1ml各含2mg的混合溶液，作为对照品溶液。照薄层色谱法（《中国药典》2020年版通则0502）试验，吸取上述三种溶液各1～2μl，分别点于同一硅胶G薄层板上，以三氯甲烷-乙酸乙酯-甲醇-水（15∶40∶22∶10）10℃以下放置的下层溶液为展开剂，展开，取出，晾干，喷以10%硫酸乙醇溶液，在105℃加热至斑点显色清晰，分别置日光和紫外光灯（365nm）下检视。供试品色谱中，在与对照药材色谱和对照品色谱相应位置上，显相同颜色的斑点或荧光斑点。

【检查】 水分 不得过12.0%（《中国药典》2020年版通则0832 第二法）。

其他有机氯类农药残留量 照气相色谱法（《中国药典》2020年版通则0521）测定。

色谱条件与系统适用性试验 分析柱：以键合交联14%氰丙基苯基二甲基硅氧烷为固定液（DM1701或同类型）的毛细管柱（30m×0.32mm×0.25μm），验证柱：以键合交联5%苯基甲基硅氧烷为固定液（DB5或同类型）的毛细管柱（30m×0.32mm×0.25μm）；^{63}Ni-ECD电子捕获检测器；进样口温度230℃，检测器温度300℃，不分流进样。恒压控制模式，初始流速为每分钟1.5ml。程序升温：初始温度60℃，保持0.5分钟，以每分钟60℃升至170℃，再以每分钟15℃升至220℃，保持5分钟，再以每分钟1℃升至240℃，以每分钟15℃升至280℃，保持5分钟。理论板数按五氯硝基苯峰计算应不低于$1×10^5$，两个相邻色谱峰的分离度应大于1.5。

混合对照品储备液的制备 分别精密称取五氯硝基苯、六氯苯、七氯（七氯、环氧七氯）、氯丹（顺式氯丹、反式氯丹、氧化氯丹）农药对照品适量，精密称定，用正己烷溶解，分别制成每1ml约含100μg的溶液。精密量取上述对照品溶液各1ml，置同一100ml量瓶中，加正己烷至刻度，摇匀；或精密量取有机氯农药混合对照品溶液1ml，置10ml量瓶中，加正己烷至刻度，摇匀，即得（每1ml含各农药对照品1μg）。

混合对照品溶液的制备 精密量取上述混合对照品储备液，用正己烷制成每1ml分别含1ng、2ng、5ng、10ng、20ng、50ng、100ng的溶液，即得。

供试品溶液的制备 取本品，粉碎成细粉（过二号筛），取约5g，精密称定，置具塞锥形瓶中，加水30ml，振摇10分钟，精密加丙酮50ml，称定重量，超声处理（功率300W，频率40kHz）30分钟，放冷，再称定重量，用丙酮补足减失的重量，再加氯化钠约8g，精密加二氯甲烷25ml，称定重量，超声处理（功率300W，频率40kHz）15分钟，放冷，再称定重量，用二氯甲烷补足减失的重量，振摇使氯化钠充分溶解，静置，转移至离心管中，离心（每分钟3 000转）3分钟，使完全分层，将上层有机相转移至装有适量无水硫酸钠的具塞锥形瓶中，放置30分钟。精密量取15ml，置40℃水浴中减压浓缩至约1ml，加正己烷约5ml，减压浓缩至近干，用正己烷溶解并转移至5ml量瓶中，并稀释至刻度，摇匀，转移至离心管中，缓缓加入硫酸溶液（9→10）1ml，振摇1分钟，离心（每分钟3 000转）10分钟，分取上清液，加水1ml，振摇，取上清液，即得。

测定法 分别精密吸取供试品溶液和与之相应浓度的混合对照品溶液各1μl，注入气相色谱仪，分别连续进样3次，取平均值，按外标法计算，即得。

本品中含五氯硝基苯不得过0.1mg/kg；六氯苯不得过0.1mg/kg；七氯（七氯、环氧七氯之和）不得过0.05mg/kg；氯丹（顺式氯丹、反式氯丹、氧化氯丹之和）不得过0.1mg/kg。

【含量测定】 照高效液相色谱法（《中国药典》2020年版通则0512）测定。

色谱条件与系统适用性试验 以十八烷基硅烷键合硅胶为填充剂；以乙腈为流动相A，以水为流动相B，按下表中的规定进行梯度洗脱；检测波长为203nm。理论板数按人参皂苷Rg_1峰计算应不低于6 000。

时间（分钟）	流动相A（%）	流动相B（%）
0~35	19	81
35~55	19→29	81→71
55~70	29	71
70~100	29→40	71→60

对照品溶液的制备 分别取人参皂苷Rg_1对照品、人参皂苷Re对照品、人参皂苷Rb_1对照品，加甲醇制成每1ml中含人参皂苷Rg_1 0.5mg、人参皂苷Re 0.3mg、人参皂苷Rb_1 0.5mg的混合溶液，即得。

供试品溶液的制备 取本品粉末（过四号筛）约1g，精密称定，置索氏提取器中，加三氯甲烷适量，加热回流3小时，弃去三氯甲烷液，药渣挥干溶剂，连同滤纸筒移入具塞锥形瓶中，精密加入水饱和正丁醇50ml，密塞，放置过夜，超声处理（功率250W，频率50kHz）30分钟，滤过。精密量取续滤液25ml，置蒸发皿中蒸干，残渣加甲醇溶解，转移至5ml量瓶中，用甲醇稀释至刻度，摇匀，滤过，取续滤液，即得。

测定法 分别精密吸取对照品溶液10μl与供试品溶液10~20μl，注入液相色谱仪，测定，即得。

本品按干燥品计算，含人参皂苷Rg_1（$C_{42}H_{72}O_{14}$）和人参皂苷Re（$C_{48}H_{82}O_{18}$）的总量不得少于0.25%，人参皂苷Rb_1（$C_{54}H_{92}O_{23}$）不得少于0.20%。

【性味与归经】 甘、微苦，温。归脾、肺、心、肾经。

【功能与主治】 大补元气，复脉固脱，益气摄血。用于体虚欲脱，肢冷脉微，气不摄血，崩漏下血。

【用法与用量】 3~9g，另煎兑服。

【注意】 不宜与藜芦、五灵脂同用。

【贮藏】 置阴凉干燥处，密闭，防蛀。

起草单位：广东省中药研究所检测中心
广州科曼生物科技有限公司
复核单位：梅州市食品药品监督检验所

人 参 花

Renshenhua

GINSENG FIOS

本品为五加科植物人参 *Panax ginseng* C. A. Mey. 的干燥未开放花序的炮制加工品。

【炮制】 除去杂质，筛去灰屑。

【性状】 本品为人参未开放花序的干燥品。顶生花序呈球形或伞形，绿色或黄绿色，直径0.5~1.5cm。总花梗圆柱形，长4.0~8.0cm，直径0.1~0.2cm，常弯曲，具细纵纹，常扭曲；着生60~90朵小花蕾，花蕾长圆球形，直径约0.15cm，花柄长约0.5cm。顶生花序下1~4cm处的总花梗上常有1~5支分花梗，长2~4cm，其上着生1~10余朵小花蕾，花柄极短。质松脆。气芳香，味苦回甜。

【鉴别】 （1）本品粉末黄绿色。花粉粒众多，类球形，直径20~45μm，外壁具有网状雕纹，萌发孔3个。树脂道碎片含黄色分泌物，导管多为螺纹导管，直径8~25μm。草酸钙簇晶呈多角形星状，直径8~35μm。花粉囊内壁细胞侧面观呈类圆形或长卵形，直径5~8μm。苞片表皮细胞表面观呈类多角形，壁波状弯曲，具细波状角质纹理。气孔圆形或长圆形，不定式，直径约10μm，副卫细胞4~7个。分泌细胞存在于薄壁组织中，类圆形或长条形，内含黄色分泌物。淀粉粒较少，直径5~10μm，较细小。

（2）取本品粉末0.2g，加水1ml湿润，再加水饱和的正丁醇5ml，超声处理1小时，吸取上清液加3倍量正丁醇饱和的水，摇匀，放置分层（必要时离心），取上层液蒸干，残渣加甲醇1ml使溶解，作为供试品溶液。另取人参皂苷Rg_1对照品、人参皂苷Re对照品，加甲醇制成每1ml各含2.5mg的混合溶液，作为对照品溶液。照薄层色谱法（《中国药典》2020年版通则0502）试验，吸取上述两种溶液各10μl，分别点于同一硅胶G薄层板上，以正丁醇-乙酸乙酯-水（4∶1∶5）的上层溶液为展开剂，展开，取出，晾干，喷以10%硫酸乙醇溶液，在

105℃加热至斑点显色清晰。供试品色谱中,在与对照品色谱相应的位置上,显相同颜色的斑点。

【检查】 聚合酶链式反应法

模板DNA提取 取本品约0.5g,用75%乙醇浸泡1分钟,晾干,粉碎成细粉。取粉末20mg,用植物基因组DNA提取试剂盒提取DNA,作为供试品溶液,置-20℃冰箱保存备用。另取人参对照药材、三七对照药材各10mg,分别用植物基因组DNA提取试剂盒提取DNA,作为人参对照药材模板DNA溶液和阴性对照模板DNA溶液,置-20℃冰箱保存备用。

PCR反应 鉴别引物:人参花5'-ATAACAATACCGGGCTGATAC-3'和5'-GCCAGTTAAGGACAGGAG-3',三七花5'-AGGGATGAGGGGTGCGTAG-3'和5'-CGACATGAGAAGAGGGCTTTTA-3'。PCR反应体系:在200μl离心管中进行,反应总体积为25μl,反应体系包括10×PCR缓冲液2.5μl、dNTP(2.5mmol/L)1.5μl、人参花鉴别引物(10μmol/L)各0.2μl、三七花鉴别引物(10μmol/L)各0.1μl、Taq DNA聚合酶(5U/μl,不具有3'-5'外切酶活性)0.4μl和模板1μl,用无菌超纯水补足反应体积。将离心管置PCR仪,PCR反应参数:95℃预变性5分钟,循环反应30次(95℃ 30秒,60℃ 30秒),72℃延伸5分钟,4℃保温。另取无菌超纯水作为模板,同法进行上述PCR反应操作,作为空白对照。

电泳检测 照琼脂糖凝胶电泳法(《中国药典》2020年版通则0541),胶浓度为1.5%,胶中加入核酸凝胶染色剂GelRed;各PCR反应溶液的上样量分别为5μl,以DL2000为DNA分子量标记,DNA分子量标记(0.08μg/μl)上样量为2μl。电泳结束后,取凝胶片置凝胶成像仪上或紫外透射仪上检视。供试品凝胶电泳图谱中,在与人参对照药材凝胶电泳图谱相应的位置上,在250bp应有单一DNA条带,在与三七对照药材凝胶电泳图谱相应的位置上,在500bp处应无DNA条带,空白对照无条带。

水分 不得过17.5%(《中国药典》2020年版通则0832 第二法)。

总灰分 不得过6.5%(《中国药典》2020年版通则2302)。

【浸出物】 照水溶性浸出物测定法(《中国药典》2020年版通则2201)项下的热浸法测定,不得少于38.5%。

【性味与归经】 甘、微苦,温。归脾、肺、心经。

【功能与主治】 益气，补脾益肺，安神益智。用于脾肺气虚，倦怠乏力，气短自汗，食少，心悸失眠。

【用法与用量】 3~6g，水煎服或泡服。

【贮藏】 置阴凉干燥处。

起草单位：广东省中药研究所检测中心
　　　　　广州同康药业有限公司
复核单位：广东省药品检验所

三七（个）

Sanqi（Ge）

NOTOGINSENG RADIX ET RHIZOMA

本品为五加科植物三七 Panax notoginseng（Burk.）F. H. Chen 的干燥根的炮制加工品。

【炮制】 取净三七，剪去残留支根、根茎，除去杂质，洗净，干燥。

【性状】 本品呈类圆锥形或圆柱形，长1～6cm，直径1～4cm。表面灰褐色或灰黄色，有断续的纵皱纹和支根痕。顶端有茎痕，周围有瘤状突起。体重，质坚实，断面灰绿色、黄绿色或灰白色，木部微呈放射状排列。气微，味苦回甜。

【鉴别】 （1）本品粉末灰黄色。淀粉粒甚多，单粒圆形、半圆形或圆多角形，直径4～30μm；复粒由2～10余分粒组成。树脂道碎片含黄色分泌物。梯纹导管、网纹导管及螺纹导管直径15～55μm。草酸钙簇晶少见，棱角宽钝，直径50～80μm。分泌细胞及腔道中含滴状或块状分泌物。木栓细胞淡黄色，多层重叠，表面观呈类方形或类多角形，壁菲薄，细波状弯曲，微木化。

（2）取本品粉末0.5g，加水5滴，搅匀，加水饱和的正丁醇5ml，振摇10分钟，放置2小时，离心，取上清液，加3倍量以正丁醇饱和的水，摇匀，放置使分层（必要时离心），取正丁醇层，蒸干，残渣加甲醇1ml使溶解，作为供试品溶液。另取人参皂苷Rb_1对照品、人参皂苷Re对照品、人参皂苷Rg_1对照品和三七皂苷R_1对照品，加甲醇制成每1ml各含0.5mg的混合溶液，作为对照品溶液。照薄层色谱法（《中国药典》2020年版通则0502）试验，吸取上述两种溶液各1μl，分别点于同一硅胶G薄层板上，以三氯甲烷-乙酸乙酯-甲醇-水（15：40：22：10）10℃以下放置的下层溶液为展开剂，展开，取出，晾干，喷以10%硫酸乙醇溶液，在105℃加热至斑点显色清晰，分别置日光下和紫外光灯（365nm）下检视。供试品色谱中，在与对照品色谱相应的位置上，显相同颜色的斑点或荧光斑点。

【检查】 水分　不得过14.0%（《中国药典》2020年版通则0832　第二法）。

总灰分　不得过6.0%（《中国药典》2020年版通则2302）。

三七（个）

【浸出物】 照醇溶性浸出物测定法（《中国药典》2020年版通则2201）项下的热浸法测定，用甲醇作溶剂，不得少于16.0%。

【含量测定】 照高效液相色谱法（《中国药典》2020年版通则0512）测定。

色谱条件与系统适用性试验 以十八烷基硅烷键合硅胶为填充剂；以乙腈为流动相A，以水为流动相B，按下表中的规定进行梯度洗脱；检测波长为203nm。理论板数按三七皂苷R_1峰计算应不低于4 000。

时间（分钟）	流动相A（%）	流动相B（%）
0~12	19	81
12~60	19→36	81→64

对照品溶液的制备 精密称取人参皂苷Rg_1对照品、人参皂苷Rb_1对照品和三七皂苷R_1对照品适量，加甲醇制成每1ml含人参皂苷Rg_1 0.4mg、人参皂苷Rb_1 0.4mg、三七皂苷R_1 0.1mg的混合溶液，即得。

供试品溶液的制备 取本品粉末（过四号筛）0.6g，精密称定，精密加入甲醇50ml，称定重量，放置过夜，置80℃水浴上保持微沸2小时，放冷，再称定重量，用甲醇补足减失的重量，摇匀，滤过，取续滤液，即得。

测定法 分别精密吸取对照品溶液与供试品溶液各10μl，注入液相色谱仪，测定，即得。

本品按干燥品计算，含人参皂苷Rg_1（$C_{42}H_{72}O_{14}$）、人参皂苷Rb_1（$C_{54}H_{92}O_{23}$）和三七皂苷R_1（$C_{47}H_{80}O_{18}$）的总量不得少于5.0%。

【性味与归经】 甘、微苦，温。归肝、胃经。

【功能与主治】 散瘀止血，消肿定痛。用于咯血，吐血，衄血，便血，崩漏，外伤出血，胸腹刺痛，跌扑肿痛。

【用法与用量】 3~9g；研粉吞服，一次1~3g。外用适量。

【注意】 孕妇慎用。

【贮藏】 置阴凉干燥处，防蛀。

起草单位：康美药业股份有限公司
复核单位：惠州市食品药品检验所

三七（片）

Sanqi（Pian）

NOTOGINSENG RADIX ET RHIZOMA CONCISA

本品为五加科植物三七 Panax notoginseng（Burk.）F. H. Chen 的干燥根和根茎的炮制加工品。

【炮制】 取净三七，洗净，润透，切薄片或厚片，干燥。

【性状】 本品为类圆形或不规则形的切片。周边灰褐色或灰黄色，具纵皱纹，有的可见突出的支根或支根痕。切面灰绿色、黄绿色或灰白色，粉性或呈角质状，可见一深色环纹和放射状纹理，有的环纹处具裂隙或脱落而成中空。质坚。气微，味苦回甜。

【鉴别】 （1）本品粉末灰黄色。淀粉粒甚多，单粒圆形、半圆形或圆多角形，直径4～30μm；复粒由2～10余分粒组成。偶见糊化淀粉粒团块。树脂道碎片含黄色分泌物。梯纹导管、网纹导管及螺纹导管直径15～55μm。草酸钙簇晶少见，直径50～80μm。分泌细胞及腔道中含滴状或块状分泌物。木栓细胞淡黄色，多层重叠，表面观呈类方形或类多角形，壁菲薄，细波状弯曲，微木化。

（2）取本品粉末0.5g，加水5滴，搅匀，再加以水饱和的正丁醇5ml，密塞，振摇10分钟，放置2小时，离心，取上清液，加3倍量以正丁醇饱和的水，摇匀，放置使分层（必要时离心），取正丁醇层，蒸干，残渣加甲醇1ml使溶解，作为供试品溶液。另取人参皂苷Rb_1对照品、人参皂苷Re对照品、人参皂苷Rg_1对照品和三七皂苷R_1对照品，加甲醇制成每1ml各含1mg的混合溶液，作为对照品溶液。照薄层色谱法（《中国药典》2020年版通则0502）试验，吸取上述两种溶液各1μl，分别点于同一硅胶G薄层板上，以三氯甲烷-乙酸乙酯-甲醇-水（15：40：22：10）10℃以下放置的下层溶液为展开剂，展开，取出，晾干，喷以10%硫酸乙醇溶液，在105℃加热至斑点显色清晰，分别置日光下和紫外光灯（365nm）下检视。供试品色谱中，在与对照品色谱相应的位置上，显相同颜色的斑点或荧光斑点。

【检查】 水分　不得过14.0%（《中国药典》2020年版通则0832　第二法）。

三七（片）

总灰分 不得过6.0%（《中国药典》2020年版通则2302）。

【浸出物】 照醇溶性浸出物测定法（《中国药典》2020年版通则2201）项下的热浸法测定，用甲醇作溶剂，不得少于15.0%。

【含量测定】 照高效液相色谱法（《中国药典》2020年版通则0512）测定。

色谱条件与系统适用性试验 以十八烷基硅烷键合硅胶为填充剂；以乙腈为流动相A，以水为流动相B，按下表中的规定进行梯度洗脱；检测波长为203nm。理论板数按三七皂苷R_1峰计算应不低于4 000。

时间（分钟）	流动相A（%）	流动相B（%）
0~12	19	81
12~60	19→36	81→64

对照品溶液的制备 精密称取人参皂苷Rg_1对照品、人参皂苷Rb_1对照品及三七皂苷R_1对照品适量，加甲醇制成每1ml含人参皂苷Rg_1 0.4mg、人参皂苷Rb_1 0.4mg、三七皂苷R_1 0.1mg的混合溶液，即得。

供试品溶液的制备 取本品粉末（过四号筛）0.6g，精密称定，精密加入甲醇50ml，称定重量，放置过夜，置80℃水浴上保持微沸2小时，放冷，再称定重量，用甲醇补足减失的重量，摇匀，滤过，取续滤液，即得。

测定法 分别精密吸取对照品溶液与供试品溶液各10μl，注入液相色谱仪，测定，即得。

本品按干燥品计算，含人参皂苷Rg_1（$C_{42}H_{72}O_{14}$）、人参皂苷Rb_1（$C_{54}H_{92}O_{23}$）和三七皂苷R_1（$C_{47}H_{80}O_{18}$）的总量不得少于5.0%。

【性味与归经】 甘、微苦，温。归肝、胃经。

【功能与主治】 散瘀止血，消肿定痛。用于咯血，吐血，衄血，便血，崩漏，外伤出血，胸腹刺痛，跌扑肿痛。

【用法与用量】 3~9g；研粉吞服，一次1~3g。外用适量。

【注意】 孕妇慎用。

【贮藏】 置阴凉干燥处，防蛀。

起草单位：康美药业股份有限公司
复核单位：惠州市食品药品检验所

醋 煮 三 棱

Cuzhusanleng

SPARGANII RHIZOMA PRAEPARATUM

本品为黑三棱科植物黑三棱 Sparganium stoloniferum Buch. –Ham. 的干燥块茎的炮制加工品。

【炮制】 取净三棱，洗润，加入米醋，混匀，煮至药透汁尽，切开内无白心时，取出，放凉，切片，干燥。

每100kg三棱，用米醋30kg。

【性状】 本品为类圆形片，周边粗糙，具叶鞘纤维。切面灰黄色至灰褐色，质硬脆，折断后略呈角质样。微具醋气。

【鉴别】 取本品粉末2g，加乙醇30ml，加热回流1小时，滤过，滤液蒸干，残渣加乙醇2ml使溶解，作为供试品溶液。另取三棱对照药材2g，同法制成对照药材溶液。照薄层色谱法（《中国药典》2020年版通则0502）试验，吸取上述两种溶液各10μl，分别点于同一硅胶G薄层板上，以石油醚（60~90℃）-乙酸乙酯（4:1）为展开剂，展开，取出，晾干，置紫外光灯（365nm）下检视。供试品色谱中，在与对照药材色谱相应的位置上，显相同颜色的荧光斑点。

【检查】 水分 不得过13.0%（《中国药典》2020年版通则0832 第二法）。

总灰分 不得过5.0%（《中国药典》2020年版通则2302）。

【浸出物】 照醇溶性浸出物测定法（《中国药典》2020年版通则2201）项下的热浸法测定，用稀乙醇作溶剂，不得少于5.5%。

【性味与归经】 辛、苦，平。归肝、脾经。

【功能与主治】 破血行气，消积止痛。用于癥瘕痞块，痛经，瘀血经闭，胸痹心痛，食积胀痛。

【炮制作用】 醋煮后主入血分，增强破血软坚和止痛的作用。

【用法与用量】 5～10g。

【注意】 孕妇禁用；不宜与芒硝、玄明粉同用。

【贮藏】 置通风干燥处，防蛀。

起草单位：广东省中药研究所检测中心

广州艾格生物科技有限公司

复核单位：惠州市食品药品检验所

黑 枣

Heizao

JUJUBAE FRUCTUS PRAEPARATUM

本品为鼠李科植物枣 Ziziphus jujuba Mill. 的成熟果实的炮制加工品。

【炮制】 取新鲜的枣，洗净，焙至颜色变黑，干燥，筛去灰屑。

【性状】 本品呈椭圆形，长2～3.5cm，直径1.5～2.5cm。表面紫黑色，皱缩，有光泽。基部凹陷。外果皮薄，中果皮黑褐色，肉质，柔软，富糖性而油润。果核纺锤形，两端锐尖，质坚硬。具特异香气，味甜。

【鉴别】 （1）本品粉末黑褐色。外果皮棕色；表皮细胞表面观类方形、多角形或长方形，胞腔内充满棕红色物，断面观外被较厚角质层；表皮下细胞黄色或黄棕色，类多角形，壁稍厚。草酸钙簇晶（有的碎为砂晶）或方晶较小，存在于中果皮薄壁细胞中。果核石细胞淡黄棕色，类多角形，层纹明显，孔沟细密，胞腔内含黄棕色物。

（2）取本品粉末2g，加石油醚（60～90℃）10ml，浸泡10分钟，超声处理10分钟，滤过，弃去石油醚液，药渣晾干，加乙醚20ml，浸泡1小时，超声处理15分钟，滤过，滤液浓缩至1ml，作为供试品溶液。另取黑枣对照药材2g，同法制成对照药材溶液。再取齐墩果酸对照品、白桦脂酸对照品，加乙醇分别制成每1ml各含1mg的溶液，作为对照品溶液。照薄层色谱法（《中国药典》2020年版通则0502）试验，吸取供试品溶液与对照药材溶液各10μl、上述两种对照品溶液各3μl，分别点于同一硅胶G薄层板上，以甲苯-乙酸乙酯-冰醋酸（14∶4∶0.5）为展开剂，展开，取出，晾干，喷以10%硫酸乙醇溶液，加热至斑点显色清晰，置紫外光灯（365nm）下检视。供试品色谱中，在与对照药材色谱和对照品色谱相应的位置上，显相同颜色的荧光斑点。

【检查】 总灰分　不得过2.0%（《中国药典》2020年版通则2302）。

黄曲霉毒素　照黄曲霉毒素测定法（《中国药典》2020年版通则2351）测定。

本品每1 000g含黄曲霉毒素B_1不得过5μg，含黄曲霉毒素G_2、黄曲霉毒素G_1、黄曲霉毒素B_2和黄曲霉毒素B_1的总量不得过10μg。

【**性味与归经**】　甘，温。归脾、胃、心经。

【**功能与主治**】　补脾胃，调和诸药。用于脾虚食少，体倦乏力，紫癜。

【**用法与用量**】　6~15g。

【**贮藏**】　置干燥处，防蛀。

起草单位：广州市番禺区食品药品检验所
　　　　　广州智谱慧科技有限公司
复核单位：广州市药品检验所一分所

川贝母（片）

Chuanbeimu（Pian）

FRITILLARIAE CIRRHOSAE BULBUS CONCISUS

本品为百合科植物太白贝母 *Fritillaria taipaiensis* P. Y. Li 或瓦布贝母 *Fritillaria unibracteata* Hsiao et K. C. Hsia var. *wabuensis*（S. Y. Tang et S. C. Yue）Z. D. Liu，S. Wang et S. C. Chen 的新鲜鳞茎的炮制加工品。

【炮制】 取鲜川贝母，除去杂质，切厚片，晒干。

【性状】 本品为不规则形或类圆形的厚片。表面类白色或浅棕黄色。切面白色或类白色。质硬而脆，富粉性。气微，味微苦。

【鉴别】 （1）本品粉末类白色或浅黄色。淀粉粒甚多，广卵形、贝壳形、肾形、椭圆形、长圆形或不规则圆形，有的边缘不平整或略作分枝状，直径5~64μm，脐点短缝状、点状、人字状、星状或马蹄状，层纹隐约可见或明显。表皮细胞类长方形，垂周壁微波状弯曲，偶见不定式气孔，圆形或扁圆形。螺纹导管和网纹导管直径5~64μm。

（2）取本品粉末10g，加浓氨试液10ml，密塞，浸泡1小时，加二氯甲烷40ml，超声处理1小时，滤过，滤液蒸干，残渣加甲醇0.5ml使溶解，作为供试品溶液。另取贝母素乙对照品，加甲醇制成每1ml含1mg的溶液，作为对照品溶液。照薄层色谱法（《中国药典》2020年版通则0502）试验，吸取供试品溶液1~6μl、对照品溶液2μl，分别点于同一硅胶G薄层板上，以乙酸乙酯-甲醇-浓氨试液-水（18∶2∶1∶0.1）为展开剂，展开，取出，晾干，依次喷以稀碘化铋钾试液和亚硝酸钠乙醇试液。供试品色谱中，在与对照品色谱相应的位置上，显相同颜色的斑点。

（3）聚合酶链式反应-限制性内切酶长度多态性方法。

模板DNA提取 取本品0.1g，依次用75%乙醇1ml，灭菌超纯水1ml清洗，吸干表面水分，置乳钵中研磨成极细粉。取20mg，置1.5ml离心管中，用新型广谱植物基因组DNA快速提取试剂盒提取DNA［加入缓冲液AP1 400μl和RNA酶溶液（10mg/ml）4μl，涡旋振荡，

65℃水浴加热10分钟，加入缓冲液AP2 130μl，充分混匀，冰浴冷却5分钟，离心（转速为每分钟14 000转）10分钟；吸取上清液转移至另一离心管中，加入1.5倍体积的缓冲液AP3/E，混匀，加到吸附柱上，离心（转速为每分钟13 000转）1分钟，弃去过滤液，加入漂洗液700μl，离心（转速为每分钟12 000转）30秒，弃去过滤液；再加入漂洗液500μl，离心（转速为每分钟12 000转）30秒，弃去过滤液；再离心（转速为每分钟13 000转）2分钟，取出吸附柱，放入另一离心管中，加入50μl洗脱缓冲液，室温放置3~5分钟，离心（转速为每分钟12 000转）1分钟，将洗脱液再加入吸附柱中，室温放置2分钟，离心（转速为每分钟12 000转）1分钟］，取洗脱液，作为供试品溶液，置4℃冰箱中备用。另取川贝母对照药材0.1g，同法制成对照药材模板DNA溶液。

PCR-RFLP反应 鉴别引物：5'-CGTAACAAGGTTTCCGTAGGTGAA-3'和5'-GCTACGTTCTTCATCGAT-3'。PCR反应体系：在200μl离心管中进行，反应总体积为30μl，反应体系包括10×PCR缓冲液3μl，二氯化镁（25mmol/L）2.4μl，dNTP（10mmol/L）0.6μl，鉴别引物（30μmol/L）各0.5μl，高保真Taq DNA聚合酶（5U/μl）0.2μl，模板1μl，无菌超纯水21.8μl。将离心管置PCR仪，PCR反应参数：95℃预变性4分钟，循环反应30次（95℃ 30秒，55~58℃ 30秒，72℃ 30秒），72℃延伸5分钟。取PCR反应液，置500μl离心管中，进行酶切反应，反应总体积为20μl，反应体系包括10×酶切缓冲液2μl，PCR反应液6μl，Sma I（10U/μl）0.5μl，无菌超纯水11.5μl，酶切反应在30℃水浴反应2小时。另取无菌超纯水，同法上述PCR-RFLP反应操作，作为空白对照。

电泳检测 照琼脂糖凝胶电泳法（《中国药典》2020年版通则0541），胶浓度为1.5%，胶中加入核酸凝胶染色剂GelRed；供试品与对照药材酶切反应溶液的上样量分别为8μl，DNA分子量标记上样量为1μl（0.5μg/μl）。电泳结束后，取凝胶片在凝胶成像仪上或紫外透射仪上检视。供试品凝胶电泳图谱中，在与对照药材凝胶电泳图谱相应的位置上，在100~250bp应有两条DNA条带，空白对照无条带。

【检查】 **水分** 照水分测定法（《中国药典》2020年版通则0832 第二法）测定，不得过13.0%。

总灰分 不得过5.0%（《中国药典》2020年版通则2302）。

【浸出物】 照醇溶性浸出物测定法（《中国药典》2020年版通则2201）项下的热浸法测定，用稀乙醇作溶剂，不得少于9.0%。

【含量测定】 **对照品溶液的制备** 取西贝母碱对照品适量，精密称定，加三氯甲烷制成每1ml含0.2mg的溶液，即得。

标准曲线的制备 精密量取对照品溶液0.1ml、0.2ml、0.4ml、0.6ml、1.0ml，置25ml具

塞试管中，分别补加三氯甲烷至10.0ml，精密加入水5ml、再精密加入0.05％溴甲酚绿缓冲液（取溴甲酚绿0.05g，加0.2mol/L氢氧化钠溶液6ml使溶解，加磷酸二氢钾1g，加水使溶解并稀释到100ml，即得）2ml，密塞，剧烈振摇1分钟，转移至分液漏斗中，放置30分钟。取三氯甲烷液，用干燥滤纸滤过，取续滤液，以相应的试剂为空白，照紫外-可见分光光度法（《中国药典》2020年版通则0401），在415nm的波长处测定吸光度，以吸光度为纵坐标，浓度为横坐标，绘制标准曲线。

测定法 取本品粉末（过三号筛）约2g，精密称定，置具塞锥形瓶中，加浓氨试液3ml，浸润1小时，加三氯甲烷-甲醇（4：1）混合溶液40ml，置80℃水浴加热回流2小时，放冷，滤过，滤液置50ml量瓶中，用适量三氯甲烷-甲醇（4：1）混合溶液洗涤药渣2～3次，洗液并入同一量瓶中，用三氯甲烷-甲醇（4：1）混合溶液稀释至刻度，摇匀。精密量取2～5ml，置25ml具塞试管中，水浴上蒸干，精密加入三氯甲烷10ml使溶解，照标准曲线的制备项下的方法，自"精密加入水5ml"起，依法测定吸光度，从标准曲线上读出供试品溶液中西贝母碱的浓度，计算，即得。

本品按干燥品计算，含总生物碱以西贝母碱（$C_{27}H_{43}NO_3$）计，不得少于0.050%。

【性味与归经】 苦、甘，微寒。归肺、心经。

【功能与主治】 清热润肺，化痰止咳，散结消痈。用于肺热燥咳，干咳少痰，阴虚劳嗽，痰中带血，瘰疬，乳痈，肺痈。

【用法与用量】 3～10g；研粉冲服，一次1～2g。

【注意】 不宜与川乌、制川乌、草乌、制草乌、附子同用。

【贮藏】 置通风干燥处，防蛀。

起草单位：广州白云山潘高寿药业股份有限公司
　　　　　广州德泉生物科技有限公司
复核单位：广东省药品检验所

川楝子（瓣）

Chuanlianzi（Ban）

TOOSENDAN FRUCTUS

本品为楝科植物川楝 Melia toosendan Sieb. et Zucc. 的干燥成熟果实的炮制加工品。

【炮制】 取净川楝子，润透，切成两瓣，干燥。

【性状】 本品呈类半球形，直径1.5～3.2cm。表面金黄色至棕黄色，微有光泽，少数凹陷或皱缩，具深棕色小点。顶端有花柱残痕，基部凹陷，有果梗痕。外果皮革质，与果肉间常成空隙，果肉松软，淡黄色，遇水润湿显黏性。果核质坚硬，横切面可见内分6～8室，每室含种子1枚，种子表面黑棕色，有的种子已脱落；果核纵切面外表面可见3～4条纵棱。气特异，味酸、苦。

【鉴别】 （1）本品粉末黄棕色。果皮纤维成束，末端钝圆，直径9～36μm，壁极厚，周围的薄壁细胞中含草酸钙方晶，形成晶纤维。果皮石细胞呈类圆形、不规则长条形或长多角形，有的有瘤状突起或钝圆短分枝，直径14～54μm，长约至150μm。种皮细胞鲜黄色或橙黄色，表皮下为一列类方形细胞，直径约至44μm，壁极厚，有纵向微波状纹理，其下连接色素层。表皮细胞表面观多角形，有较密颗粒状纹理。种皮色素层细胞胞腔内充满红棕色物。种皮含晶细胞直径13～27μm，壁厚薄不一，厚者形成石细胞，胞腔内充满淡黄色、黄棕色或红棕色物，并含细小草酸钙方晶，直径约5μm。草酸钙簇晶直径5～27μm。

（2）取本品粉末2g，加水80ml，超声处理1小时，放冷，离心，取上清液，用二氯甲烷振摇提取3次，每次25ml，合并二氯甲烷液，蒸干，残渣加甲醇2ml使溶解，作为供试品溶液。另取川楝子对照药材2g，同法制成对照药材溶液。再取川楝素对照品，加甲醇制成每1ml含1mg的溶液，作为对照品溶液。照薄层色谱法（《中国药典》2020年版通则0502）试验，吸取上述三种溶液各10μl，分别点于同一硅胶G薄层板上，以二氯甲烷-甲醇（16∶1）为展开剂，展开，取出，晾干，喷以对二甲氨基苯甲醛试液，在105℃加热至斑点显色清晰。供试品色谱中，在与对照药材色谱和对照品色谱相应的位置上，显相同颜色的斑点。

【检查】 水分 不得过12.0%（《中国药典》2020年版通则0832 第二法）。

总灰分 不得过5.0%（《中国药典》2020年版通则2302）。

【浸出物】 照水溶性浸出物测定法（《中国药典》2020年版通则2201）项下的热浸法测定，不得少于32.0%。

【含量测定】 照高效液相色谱-质谱法（《中国药典》2020年版通则0512和通则0431）测定。

色谱、质谱条件与系统适用性试验 以十八烷基硅烷键合硅胶为填充剂；以乙腈-0.01%甲酸溶液（31∶69）为流动相；采用单级四极杆质谱检测器，电喷雾离子化（ESI）负离子模式下选择质荷比（m/z）573离子进行检测。理论板数按川楝素峰计算应不低于8 000。

对照品溶液的制备 取川楝素对照品适量，精密称定，加甲醇制成每1ml含2μg的溶液，即得。

供试品溶液的制备 取本品中粉约0.25g，精密称定，置具塞锥形瓶中，精密加入甲醇50ml，称定重量，加热回流1小时，放冷，再称定重量，用甲醇补足减失的重量，摇匀，滤过，取续滤液，即得。

测定法 分别精密吸取对照品溶液2μl与供试品溶液1～2μl，注入液相色谱-质谱联用仪，测定，以川楝素两个峰面积之和计算，即得。

本品按干燥品计算，含川楝素（$C_{30}H_{38}O_{11}$）应为0.06%～0.20%。

【性味与归经】 苦，寒；有小毒。归肝、小肠、膀胱经。

【功能与主治】 疏肝泄热，行气止痛，杀虫。用于肝郁化火，胸胁、脘腹胀痛，疝气疼痛，虫积腹痛。

【用法与用量】 5～10g。外用适量，研末调涂。

【贮藏】 置通风干燥处，防蛀。

起草单位：广东省中药研究所检测中心
　　　　　广州艾格科技生物有限公司
复核单位：广州市药品检验所

广 昆 布

Guangkunbu

ULVAE THALLUS

本品为石莼科石莼属植物孔石莼 *Ulva pertusa* Kjellm. 或石莼 *Ulva lactuca* L. 的干燥藻体的炮制加工品。前者习称"青昆布",后者习称"绿昆布"。

【炮制】 取净广昆布,用清水反复淘洗干净,捞出,切段,晒干,即得。

【性状】 青昆布　本品为不规则的段,长1~5cm,全体呈深绿色,存放日久可转为黄绿色。投入水中膨胀略慢,展开为原形,表面有多数大小不等的孔,幼时可见盘状的固着器,水浸不易溶化。气腥,味微咸。

绿昆布　本品为不规则的段,长1~5cm,全体呈淡绿色或黄绿色,表面稍有白色盐霜,松软破碎。用水浸湿后展开较快,展开呈不规则膜状薄片,半透明。气腥,味淡、微咸。

【鉴别】 取本品约10g,剪碎,加水200ml,浸泡数小时,滤过,滤液浓缩至100ml,取浓缩液2~3ml,加硝酸1滴与硝酸银试液数滴,即生成黄色乳状沉淀,在氨试液中溶解,在硝酸中不溶解。

【检查】 水分　不得过18.0%(《中国药典》2020年版通则0832　第二法)。

总灰分　不得过37.0%(《中国药典》2020年版通则2302)。

酸不溶性灰分　不得过19.0%(《中国药典》2020年版通则2302)。

【浸出物】 照醇溶性浸出物测定法(《中国药典》2020年版通则2201)项下的热浸法测定,用稀乙醇作溶剂,不得少于4.0%。

【性味与归经】 咸,寒。归肝、胃、肾经。

【功能与主治】 清热解毒,软坚散结,消痰,利水。用于咽喉肿痛,疮疖肿毒,痰火瘰疬、瘿瘤，痰饮水肿；可用于高血压病。

【用法与用量】 9～15g，水煎服。

【注意】 孕妇及脾胃虚寒、内有湿滞者慎服。

【贮藏】 置干燥处。

起草单位：国药集团冯了性（佛山）药材饮片有限公司
复核单位：广东省药品检验所

天山雪莲（段）

Tianshanxuelian（Duan）

SAUSSUREAE INVOLUCRATAE HERBA CONCISA

本品为菊科植物天山雪莲 Saussurea involucrata（Kar. et Kir.）Sch. – Bip. 的干燥地上部分的炮制加工品。

【炮制】 取净天山雪莲，切段，阴干。

【性状】 本品为长1~3cm的段，偶达5cm。茎呈圆柱形，直径0.5~3cm；表面黄绿色或黄棕色，有的微带紫色，具纵棱，断面中空。叶黄绿色，常皱缩破碎，展开后可见两面被柔毛，边缘有锯齿和缘毛，主脉明显。苞叶膜质，半透明。总苞片紫褐色、棕黄色或黄白色。头状花序。花管状，紫红色，柱头2裂。瘦果圆柱形，具纵棱，羽状冠毛2层。体轻，质脆。气微香，味微苦。

【鉴别】 （1）本品粉末灰黄色至黄绿色。腺毛类棒槌形，头部和柄多为2列细胞。非腺毛为单细胞或多细胞，基部细胞类长方形，先端细胞较细或扭曲，长40~300μm。花粉粒球形，直径45~68μm，外壁有刺状突起，具3孔沟。气孔不定式。冠毛为多列分枝状毛。花柱碎片具刺状或绒毛状突起。

（2）取本品粉末0.5g，加甲醇20ml，超声处理10分钟，滤过，滤液蒸干，残渣加甲醇1ml使溶解，作为供试品溶液。另取天山雪莲对照药材0.5g，同法制成对照药材溶液。再取芦丁对照品、绿原酸对照品，分别加甲醇制成每1ml含芦丁5mg、绿原酸2mg的溶液，作为对照品溶液。照薄层色谱法（《中国药典》2020年版通则0502）试验，吸取上述四种溶液各3~5μl，分别点于同一硅胶G薄层板上，以乙酸乙酯-丁酮-甲酸-水（10:6:1:2）的上层溶液为展开剂，展开，取出，晾干，再喷以1%亚硝酸钠的1%甲醇溶液，加热至斑点显色清晰。供试品色谱中，在与对照药材色谱和对照品色谱相应的位置上，显相同颜色的斑点。

【检查】 水分 不得过12.0%（《中国药典》2020年版通则0832 第二法）。

总灰分 不得过12.0%（《中国药典》2020年版通则2302）。

酸不溶性灰分 不得过3.0%（《中国药典》2020年版通则2302）。

【**浸出物**】 照醇溶性浸出物测定法（《中国药典》2020年版通则2201）项下的热浸法测定，用70%乙醇作溶剂，不得少于15.0%。

【**含量测定**】 照高效液相色谱法（《中国药典》2020年版通则0512）测定。

色谱条件与系统适用性试验 以十八烷基硅烷键合硅胶为填充剂；以甲醇-0.4%磷酸溶液（38：62）为流动相；检测波长为340nm；柱温40℃。理论板数按芦丁峰计算应不低于8 000。

对照品溶液的制备 取芦丁对照品、绿原酸对照品适量，精密称定，加50%甲醇制成每1ml含芦丁80μg、绿原酸60μg的混合溶液，即得。

供试品溶液的制备 取本品粉末（过三号筛）约1g，精密称定，置具塞锥形瓶中，精密加入50%甲醇50ml，称定重量，超声处理10分钟，放冷，再称定重量，用50%甲醇补足减失的重量，摇匀，滤过，取续滤液，即得。

测定法 分别精密吸取对照品溶液与供试品溶液各10μl，注入液相色谱仪，测定，即得。

本品按干燥品计算，含无水芦丁（$C_{27}H_{30}O_{16}$）不得少于0.15%，绿原酸（$C_{16}H_{18}O_9$）不得少于0.15%。

【**性味**】 微苦，温。

【**功能与主治**】 温肾助阳，祛风胜湿，通经活血。用于风寒湿痹痛、类风湿性关节炎，小腹冷痛，月经不调。

【**用法与用量**】 3~6g，水煎服或酒浸服。外用适量。

【**注意**】 孕妇忌用。

【**贮藏**】 置阴凉干燥处。

起草单位：广东和翔制药有限公司
广州德泉生物科技有限公司
复核单位：广州市药品检验所

天麻（个）

Tianma（Ge）

GASTRODIAE RHIZOMA

本品为兰科植物天麻 *Gastrodia elata* Bl. 的干燥块茎的炮制加工品。

【炮制】 除去杂质。

【性状】 本品呈椭圆形或长条形，略扁，皱缩而稍弯曲，长3～15cm，宽1.5～6cm，厚0.5～2cm。表面黄白色至黄棕色，有纵皱纹及由潜伏芽排列而成的横环纹多轮，有时可见棕褐色菌索。顶端有红棕色至深棕色鹦嘴状的芽或残留茎基；另端有圆脐形疤痕。质坚硬，不易折断，断面较平坦，黄白色至淡棕色，角质样。气微，味甘。

【鉴别】 （1）粉末黄白色至黄棕色。厚壁细胞椭圆形或类多角形，直径70～180μm，壁厚3～8μm，木化，纹孔明显。草酸钙针晶成束或散在，长25～75（93）μm。用甘油醋酸试液装片观察含糊化多糖类物的薄壁细胞无色，有的细胞可见长卵形、长椭圆形或类圆形颗粒，遇碘液显棕色或淡棕紫色。螺纹导管、网纹导管及环纹导管直径8～30μm。

（2）取本品粉末1g，加甲醇10ml，超声处理30分钟，滤过，滤液浓缩至干，残渣加甲醇1ml使溶解，作为供试品溶液。另取天麻对照药材1g，同法制成对照药材溶液。再取天麻素对照品，加甲醇制成每1ml含1mg的溶液，作为对照品溶液。照薄层色谱法（《中国药典》2020年版通则0502）试验，吸取供试品溶液和对照药材溶液各10μl、对照品溶液5μl，分别点于同一硅胶G薄层板上，以二氯甲烷-乙酸乙酯-甲醇-水（2:4:2.5:1）为展开剂，展开，取出，晾干，喷以对羟基苯甲醛溶液（取对羟基苯甲醛0.2g，溶于乙醇10ml中，加50%硫酸溶液1ml，混匀），在120℃加热至斑点显色清晰。供试品色谱中，在与对照药材色谱和对照品色谱相应的位置上，显相同颜色的斑点。

【特征图谱】 照高效液相色谱法（《中国药典》2020年版通则0512）测定。

色谱条件与系统适用性试验 以十八烷基硅烷键合硅胶为填充剂；以乙腈为流动相A，以0.1%磷酸溶液为流动相B，按下表中的规定进行梯度洗脱；流速为每分钟0.8ml；柱温为

30℃；检测波长为220nm。理论板数按天麻素峰计算应不低于5 000。

时间（分钟）	流动相A（%）	流动相B（%）
0～10	3→10	97→90
10～15	10→12	90→88
15～25	12→18	88→82
25～40	18	82
40～42	18→95	82→5

参照物溶液的制备 取天麻对照药材约0.5g，加50%甲醇25ml，超声处理（功率500W，频率40kHz）30分钟，放冷，摇匀，滤过，取续滤液，作为对照药材参照物溶液。另取〔含量测定〕项下的对照品溶液，作为对照品参照物溶液。

供试品溶液的制备 取本品粉末（过四号筛）约0.5g，照对照药材参照物溶液制备方法同法制成供试品溶液。

测定法 分别精密吸取参照物溶液与供试品溶液各3μl，注入液相色谱仪，测定，记录色谱图，即得。

供试品色谱中应呈现6个特征峰，并应与对照药材参照物色谱中的6个特征峰相对应，其中峰1、峰2应分别与相应参照物峰保留时间相对应。

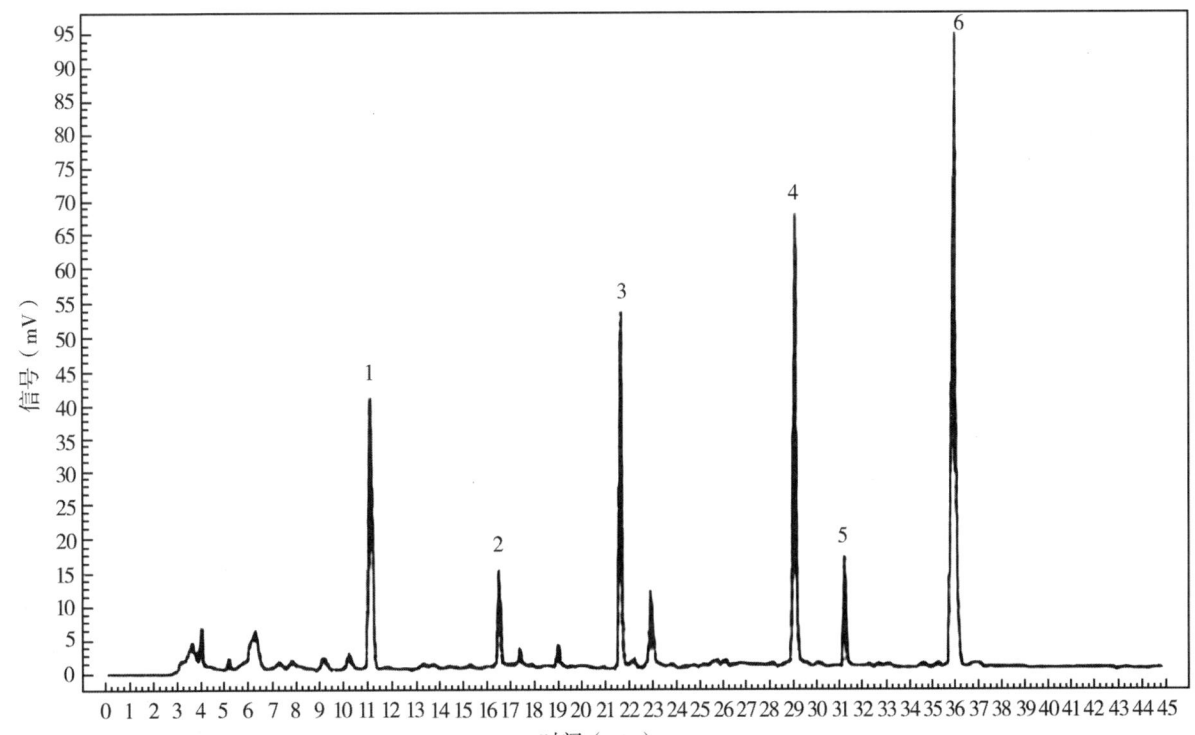

对照特征图谱

峰1：天麻素；峰2：对羟基苯甲醇；峰3：巴利森苷E；
峰4：巴利森苷B；峰5：巴利森苷C；峰6：巴利森苷

天麻（个）

【检查】 水分　照水分测定法（《中国药典》2020年版通则0832　第二法）测定，不得过15.0%。

总灰分　不得过4.5%（《中国药典》2020年版通则2302）。

二氧化硫残留量　照二氧化硫残留量测定法（《中国药典》2020年版通则2331）测定，不得过400mg/kg。

【浸出物】 照醇溶性浸出物测定法（《中国药典》2020年版通则2201）项下的热浸法测定，用稀乙醇作溶剂，不得少于15.0%。

【含量测定】 照高效液相色谱法（《中国药典》2020年版通则0512）测定。

色谱条件与系统适用性试验　以十八烷基硅烷键合硅胶为填充剂；以乙腈-0.05%磷酸溶液（3∶97）为流动相；检测波长为220nm。理论板数按天麻素峰计算应不低于5 000。

对照品溶液的制备　取天麻素对照品、对羟基苯甲醇对照品适量，精密称定，加乙腈-水（3∶97）混合溶液制成每1ml含天麻素50μg、对羟基苯甲醇25μg的混合溶液，即得。

供试品溶液的制备　取本品粉末（过三号筛）约2g，精密称定，置具塞锥形瓶中，精密加入稀乙醇50ml，称定重量，超声处理（功率120W，频率40kHz）30分钟，放冷，再称定重量，用稀乙醇补足减失的重量，滤过，精密量取续滤液10ml，浓缩至近干无醇味，残渣加乙腈-水（3∶97）混合溶液溶解，转移至25ml量瓶中，用乙腈-水（3∶97）混合溶液稀释至刻度，摇匀，滤过，取续滤液，即得。

测定法　分别精密吸取对照品溶液与供试品溶液各5μl，注入液相色谱仪，测定，即得。

本品按干燥品计算，含天麻素（$C_{13}H_{18}O_7$）和对羟基苯甲醇（$C_7H_8O_2$）的总量不得少于0.25%。

【性味与归经】 甘，平。归肝经。

【功能与主治】 息风止痉，平抑肝阳，祛风通络。用于小儿惊风，癫痫抽搐，破伤风，头痛眩晕，手足不遂，肢体麻木，风湿痹痛。

【用法与用量】 3～10g。

【贮藏】 置通风干燥处，防蛀。

起草单位：康美药业股份有限公司
复核单位：广州市药品检验所

无 花 果

Wuhuaguo

FICI CARICAE FRUCTUS

本品为桑科植物无花果 Ficus carica L. 的成熟或近成熟内藏花和瘦果花序托的炮制加工品。

【炮制】 除去残留的花序托梗，筛去碎屑。

【性状】 本品呈扁圆形、类圆形、梨形或挤压成不规则形，直径1.0～3.0cm，厚1.0～3.0cm。上端中央有脐状突出，并有孔隙；下端亦微凸起，有的花序托梗痕残留。表面淡黄棕色、黄棕色至暗紫褐色，有微隆起的纵皱和脉纹；切面黄白色、肉红色或黄棕色，内壁着生众多卵圆形黄棕色小瘦果和枯萎的小花，果长1～2mm。质柔软。气微，味甜，嚼之有黏滑感。

【鉴别】 （1）本品粉末黄棕色至紫棕褐色。花序托表皮细胞多角形，黄色，直径10～20μm；单细胞非腺毛长短不一，长圆锥状或钉形，长20～300μm；花托薄壁细胞大，类圆形、椭圆形或不规则形，胞内常含直径5～13μm的小簇晶及淡黄色乳汁。外果皮石细胞黄棕色，卵形或多角形，长30～60μm，宽10～20μm；中果皮细胞淡黄色，具细小纹孔；内果皮细胞多角形，长40～80μm，宽20～40μm。螺纹导管直径5～15μm。胚乳和子叶细胞含油滴及糊粉粒。

（2）取本品粉末0.5g，加水5ml振摇，浸渍30分钟，滤过，取滤液0.5ml，加5%硫酸铜溶液和5%氢氧化钠溶液各1滴，摇匀后加热片刻，即产生橙黄色沉淀。另取滤液0.5ml，加10% α-萘酚溶液1滴，并沿试管壁滴加硫酸0.5ml，则两液接界处显紫黄色，渐变紫红色。

【检查】 水分　照水分测定法（《中国药典》2020年版通则0832　第二法）测定，不得过13.0%。

总灰分　不得过5.0%（《中国药典》2020年版通则2302）。

无花果

【浸出物】 照水溶性浸出物测定法（《中国药典》2020年版通则2201）项下的热浸法测定，不得少于60.0%。

【性味与归经】 甘，平。归肺、胃、大肠经。

【功能与主治】 健脾益胃，润肺止咳，解毒消肿。用于食欲不振，脘腹胀痛，痔疮，便秘，咽喉肿痛，热痢，咳嗽多痰。

【用法与用量】 20～50g。

【贮藏】 置通风干燥处，防霉防蛀。

起草单位：广州市香雪制药股份有限公司
复核单位：广东省药品检验所

云芝（丝）

Yunzhi（Si）

CORIOLUS CONCISUS

本品为多孔菌科真菌彩绒革盖菌 *Coriolus versicolor*（L. ex Fr.）Quel 的干燥子实体的炮制加工品。

【炮制】 取净云芝，洗净，润透，切成宽0.4~1cm的丝，干燥。

【性状】 本品呈不规则丝条状。菌盖表面密生灰、褐、蓝、紫黑等颜色的绒毛（菌丝），构成多色的狭窄环带；腹面灰褐色、黄棕色或淡黄色，无菌管处呈白色，菌管密集，管口近圆形至多角形，部分管口开裂成齿。革质，不易折断，断面菌肉类白色；菌管单层，多为浅棕色。气微，味淡。

【鉴别】 粉末淡黄色。孢子卵圆形，长5~7μm，直径2~3μm，壁两层，外壁平滑无色，内壁浅褐色。菌丝分4种：绒毛菌丝无色，单个或数个相连，不分枝，直径3~5μm，菌丝壁有多数颗粒性物质；骨架菌丝较粗，直径5~7μm，不分枝，壁较平直，无色；生殖菌丝壁极薄，透明，直径3~4μm，不分枝，壁平直；缠绕菌丝较细，直径1.5~4μm，常弯曲。

【检查】 水分 不得过13.0%（《中国药典》2020年版通则0832 第二法）。

总灰分 不得过6.0%（《中国药典》2020年版通则2302）。

酸不溶性灰分 不得过4.0%（《中国药典》2020年版通则2302）。

【浸出物】 照水溶性浸出物测定法（《中国药典》2020年版通则2201）项下的热浸法测定，不得少于18.0%。

【含量测定】 总糖 取本品粗粉约5g，精密称定，置锥形瓶中，精密加水120ml，称定重量，加热回流1小时，放冷，再称定重量，用水补足减失的重量，摇匀，用脱脂棉滤过，精密量取续滤液40ml，加酚酞指示液1~2滴，用氢氧化钠试液调节pH值至中性，加稀硫酸25ml，加热回流4小时，放冷，用氢氧化钠试液调节pH值至中性，精密加入碘滴定液（0.1mol/L）25ml，逐滴加氢氧化钠试液4ml，边加边剧烈振摇，密塞，置暗处放置10分钟，加稀硫酸4ml，立即用硫代硫酸钠滴定液（0.1mol/L）滴定，至近终点时，加淀粉指示液2ml，继续滴定至蓝色消失，并将滴定的结果用空白试验校正，即得。每1ml碘滴定液（0.1mol/L）相当于9.008mg的无水葡萄糖（$C_6H_{12}O_6$）。

单糖 精密量取总糖项下的滤液40ml，加酚酞指示液1~2滴，用氢氧化钠试液调节pH值至中性，按总糖项下方法，自"精密加入碘滴定液（0.1mol/L）25ml"起，同法操作。每1ml碘滴定液（0.1mol/L）相当于9.008mg的无水葡萄糖（$C_6H_{12}O_6$）。

总糖的含量减去单糖的含量，即为云芝多糖的含量。

本品按干燥品计算，含云芝多糖以无水葡萄糖（$C_6H_{12}O_6$）计，不得少于3.2%。

【性味与归经】 甘，平。归心、脾、肝、肾经。

【功能与主治】 健脾利湿，清热解毒。用于湿热黄疸，胁痛，纳差，倦怠乏力。

【用法与用量】 9~27g。

【贮藏】 置通风干燥处。

起草单位：康美药业股份有限公司
复核单位：广东省药品检验所

五加皮（段）

Wujiapi（Duan）

ACANTHOPANACIS CORTEX CONCISA

本品为五加科植物细柱五加 Acanthopanax gracilistylus W. W. Smith 的干燥根皮的炮制加工品。

【炮制】 取净五加皮，润透，切成短段，干燥。

【性状】 本品呈不规则卷筒状、槽状或块片状。宽5～10mm，厚0.8～5mm。外表面灰褐色，有稍扭曲的纵皱纹和横长皮孔样斑痕，偶见表皮脱落；内表面淡黄色或灰黄色，有细纵纹。体轻，质脆，易折断，断面不整齐，灰白色。气微香，味微辣而苦。

【鉴别】 （1）粉末灰白色。草酸钙簇晶直径8～64μm，有时含晶细胞连接，簇晶排列成行。木栓细胞表面观长方形或多角形，壁薄；老根皮的木栓细胞垂周壁有时不均匀增厚，有少数纹孔。分泌道碎片含无色或淡黄色分泌物。淀粉粒甚多，单粒多角形或类球形，直径2～8μm；复粒由2分粒至数十分粒组成。

（2）取本品粉末0.2g，加二氯甲烷10ml，超声处理30分钟，滤过，滤液蒸干，残渣加二氯甲烷1ml使溶解，作为供试品溶液。另取五加皮对照药材0.2g，同法制成对照药材溶液。再取异贝壳杉烯酸对照品，加甲醇制成每1ml含2mg的溶液，作为对照品溶液。照薄层色谱法（《中国药典》2020年版通则0502）试验，吸取上述三种溶液各3μl，分别点于同一硅胶G薄层板上，以石油醚（60～90℃）-丙酮-异丙醇-甲酸（12∶2∶0.5∶0.1）为展开剂，展开，取出，晾干，喷以10%硫酸乙醇溶液，在105℃加热至斑点显色清晰，分别置日光和紫外光灯（365nm）下检视。供试品色谱中，在与对照药材色谱和对照品色谱相应的位置上，显相同颜色的斑点或荧光斑点。

【检查】 水分　不得过11.0%（《中国药典》2020年版通则0832　第二法）。

总灰分　不得过11.5%（《中国药典》2020年版通则2302）。

酸不溶性灰分　不得过3.5%（《中国药典》2020年版通则2302）。

【浸出物】 照醇溶性浸出物测定法（《中国药典》2020年版通则2201）项下的热浸法测定，用乙醇作溶剂，不得少于7.5%。

【性味与归经】 辛、苦，温。归肝、肾经。

【功能与主治】 祛风除湿，补益肝肾，强筋壮骨，利水消肿。用于风湿痹病，筋骨痿软，小儿行迟，体虚乏力，水肿，脚气。

【用法与用量】 5~10g。

【贮藏】 置干燥处，防霉，防蛀。

起草单位：广东省中药研究所检测中心
广州德泉生物科技有限公司
复核单位：韶关市食品药品检验所

醋 五 灵 脂

Cuwulingzhi

TROGOPTERORI FAECES PRAEPARATAE

本品为鼯鼠科动物复齿鼯鼠 *Trogopterus xanthipes* Milne-Edwards 的干燥粪便的炮制加工品。

【炮制】 取净五灵脂，置热锅内，用文火炒热后，喷淋米醋，炒至表面微干，取出，晾凉。

每100kg五灵脂，用米醋10kg。

【性状】 本品为长椭圆形颗粒，长5～15mm，直径3～6mm，表面较平滑或略粗糙，常可见淡黄色的纤维残痕；或为不规则块状，大小不一，表面凹凸不平，灰褐色或黑褐色，稍有光泽。质松，易折断，断面黄褐色或棕褐色，纤维性。略有醋香气。

【鉴别】 （1）取本品粉末1g，加乙醇20ml，振摇15分钟，滤过，滤液置紫外光灯（365nm）下检视，显红色荧光。

（2）取本品粉末2g，加三氯甲烷20ml，浸泡4小时，滤过，滤液浓缩至1ml，作为供试品溶液。另取五灵脂对照药材2g，同法制成对照药材溶液。照薄层色谱法（《中国药典》2020年版通则0502）试验，吸取上述两种溶液各5μl，分别点于同一硅胶G薄层板上，以石油醚（60～90℃）-乙酸乙酯（3∶1）为展开剂，展开，取出，晾干，置紫外光灯（365nm）下检视。供试品色谱中，在与对照药材色谱相应的位置上，显相同颜色的荧光斑点。

【检查】 水分　不得过8.0%（《中国药典》2020年版通则0832　第二法）。

总灰分　不得过15.0%（《中国药典》2020年版通则2302）。

酸不溶性灰分　不得过10.0%（《中国药典》2020年版通则2302）。

【浸出物】 照醇溶性浸出物测定法（《中国药典》2020年版通则2201）项下的热浸法测定，用稀乙醇作溶剂，不得少于8.0%。

【性味与归经】 咸、甘，温。归肝经。

【功能与主治】 活血，化瘀，止痛。用于胸胁、脘腹刺痛，痛经，经闭，产后血瘀疼痛，跌扑肿痛，蛇虫咬伤。

【炮制作用】 醋炒增强散瘀止痛作用，同时可以矫味。

【用法与用量】 4.5～9g。外用适量。

【注意】 孕妇慎用；不宜与人参同用。

【贮藏】 置干燥处。

起草单位：广州诺金制药有限公司
广州智谱慧科技有限公司
复核单位：湛江市食品药品检验所

火麻仁（碎）

Huomaren（Sui）

CANNABIS FRUCTUS

本品为桑科植物大麻 Cannabis sativa L. 的干燥成熟果实的炮制加工品。

【炮制】 除去杂质，打碎或破碎。

【性状】 本品为不规则的碎块，果皮灰绿色或灰棕色，有微细的网纹，有的可见两边有棱，顶端略尖，基部钝圆，有一微凹的果梗痕。种皮绿色，子叶破碎，乳白色，富油性。气微，味淡。

【鉴别】 取本品粉末2g，加乙醚50ml，加热回流1小时，滤过，药渣再加乙醚20ml洗涤，弃去乙醚液，药渣加甲醇30ml，加热回流1小时，滤过，滤液蒸干，残渣加甲醇2ml使溶解，作为供试品溶液。另取火麻仁对照药材2g，同法制成对照药材溶液。照薄层色谱法（《中国药典》2020年版通则0502）试验，吸取上述两种溶液各2μl，分别点于同一硅胶G薄层板上，以甲苯-乙酸乙酯-甲酸（15：1：0.3）为展开剂，展开，取出，晾干，喷以1%香草醛乙醇溶液-硫酸（1：1）混合溶液，在105℃加热至斑点显色清晰。供试品色谱中，在与对照药材色谱相应的位置上，显相同颜色的斑点。

【检查】 **水分** 不得过10.0%（《中国药典》2020年版通则0832 第二法）。

总灰分 不得过6.0%（《中国药典》2020年版通则2302）。

酸不溶性灰分 不得过2.0%（《中国药典》2020年版通则2302）。

酸败度 照酸败度测定法（《中国药典》2020年版通则2303）测定。

酸值 不得过65.0。

羰基值 不得过16.0。

过氧化值 不得过0.15。

黄曲霉毒素　照黄曲霉毒素测定法（《中国药典》2020年版通则2351）测定。

本品每1 000g含黄曲霉毒素B_1不得过5μg，含黄曲霉毒素G_2、黄曲霉毒素G_1、黄曲霉毒素B_2和黄曲霉毒素B_1总量不得过10μg。

【性味与归经】　甘，平。归脾、胃、大肠经。

【功能与主治】　润肠通便。用于血虚津亏，肠燥便秘。

【用法与用量】　10～15g。

【贮藏】　置阴凉干燥处，防热，防蛀。

起草单位：广东大翔中药制药有限公司

广州德泉生物科技有限公司

复核单位：惠州市食品药品检验所

盐蒸巴戟肉

Yanzhengbajirou

MORINDAE OFFICINALIS RADIX SALSA

本品为茜草科植物巴戟天 *Morinda officinalis* How 的干燥根的炮制加工品。

【炮制】 取净巴戟肉,照盐蒸法(《中国药典》2020年版通则0213)蒸透,切段,干燥。

每100kg巴戟肉,用食盐2kg。

【性状】 本品为扁圆柱形短段或不规则块。表面灰黄色至黄棕色,具纵纹和横裂纹。切面皮部厚,淡紫色至黑紫色,中空。气微,味甘、咸而微涩。

【鉴别】 取本品粉末2.5g,加乙醇25ml,加热回流1小时,放冷,滤过,滤液浓缩至1ml,作为供试品溶液。另取巴戟天对照药材2.5g,同法制成对照药材溶液。照薄层色谱法(《中国药典》2020年版通则0502)试验,吸取上述两种溶液各10μl,分别点于同一硅胶GF_{254}薄层板上,以甲苯-乙酸乙酯-甲酸(8:2:0.1)为展开剂,展开,取出,晾干,置紫外光灯(254nm)下检视。供试品色谱中,在与对照药材色谱相应的位置上,显相同颜色的斑点。

【检查】 水分 不得过15.0%(《中国药典》2020年版通则0832 第二法)。

总灰分 不得过8.0%(《中国药典》2020年版通则2302)。

【浸出物】 照水溶性浸出物测定法(《中国药典》2020年版通则2201)项下的冷浸法测定,不得少于50.0%。

【含量测定】 照高效液相色谱法(《中国药典》2020年版通则0512)测定。

色谱条件与系统适用性试验 以十八烷基硅烷键合硅胶为填充剂;以甲醇-水(3:97)为流动相;蒸发光散射检测器检测。理论板数按耐斯糖峰计算应不低于2 000。

对照品溶液的制备 取耐斯糖对照品适量,精密称定,加流动相制成每1ml含0.2mg的溶液,即得。

供试品溶液的制备 取本品粉末(过三号筛)0.5g,精密称定,置具塞锥形瓶中,精密加入流动相50ml,称定重量,沸水浴中加热30分钟,放冷,再称定重量,用流动相补足减失的重量,摇匀,放置,取上清液滤过,取续滤液,即得。

测定法 分别精密吸取对照品溶液10μl、30μl,供试品溶液10μl,注入液相色谱仪,测定,用外标两点法对数方程计算,即得。

本品按干燥品计算,含耐斯糖($C_{24}H_{42}O_{21}$)不得少于2.0%。

【**性味与归经**】 甘、辛,微温。归肾、肝经。

【**功能与主治**】 补肾阳,强筋骨,祛风湿。用于阳痿遗精,宫冷不孕,月经不调,少腹冷痛,风湿痹痛,筋骨痿软。

【**炮制作用**】 盐蒸后入肾,温而不燥,有增强补肾助阳,强筋健骨的作用。

【**用法与用量**】 3~10g。

【**注意**】 阴虚火旺及有湿热之证者禁服。

【**贮藏**】 置通风干燥处,防霉,防蛀。

起草单位:广州市香雪制药股份有限公司
复核单位:东莞市食品药品检验所

水 半 夏

Shuibanxia

TYPHONII FLAGELLIFORMIS RHIZOMA

本品为天南星科植物鞭檐犁头尖 Typhonium flagelliforme（Lodd.）Blume 的干燥块茎的炮制加工品。

【炮制】 除去杂质及灰屑。

【性状】 本品呈圆锥形、半圆形或椭圆形，直径0.5～1.5cm，高0.8～3cm。表面类白色至棕黄色，略有皱纹，残留的外皮为黄白色至棕黄色，并有多数隐约可见的细小根痕，上端类圆形，有凸起的叶痕或芽痕，呈黄棕色至棕色。有的下端略尖。质坚实，断面白色，粉性。气微，味辛辣，麻舌而刺喉。

【鉴别】 （1）本品粉末类白色至淡黄色。淀粉粒甚多，单粒圆形、半圆形或多角形，直径4～18μm，脐点点状、裂缝状或人字状；复粒由2～5分粒组成。草酸钙针晶成束或散在，长35～85μm。螺纹及环纹导管直径10～32μm。

（2）取本品粉末1g，加甲醇10ml，超声处理30分钟，滤过，滤液浓缩至1ml，作为供试品溶液。取丙氨酸、亮氨酸对照品，加70%甲醇制成1ml各含0.5mg的混合溶液，作为对照品溶液。照薄层色谱法（《中国药典》2020年版通则0502），吸取供试品溶液8μl，对照品溶液1μl，分别点于同一硅胶G薄层板上，以正丁醇-冰醋酸-水（8：3：1）为展开剂，展开，取出，晾干。喷以茚三酮试液，在105℃加热至斑点显色清晰。供试品色谱中，在与对照品色谱相应的位置上，显相同颜色的斑点。

【检查】 水分 不得过16.0%（《中国药典》2020年版通则0832 第二法）。

总灰分 不得过3.0%（《中国药典》2020年版通则2302）。

【浸出物】 照水溶性浸出物测定法（《中国药典》2020年版通则2201）项下的热浸法测定，不得少于46.0%。

【**性味**】 辛,温;有毒。

【**功能与主治**】 燥湿化痰。用于咳嗽痰多,支气管炎。

【**用法与用量**】 6~15g。

【**贮藏**】 置通风干燥处,防蛀。

起草单位:广州市番禺区食品药品检验所
　　　　　暨南大学药学院
复核单位:广州市药品检验所一分所

姜 水 半 夏

Jiangshuibanxia

TYPHONII FLAGELLIFORMIS RHIZOMA

PRAEPARATUM CUM ZINGIBERE ET ALUMINE

本品为天南星科植物鞭檐犁头尖 Typhonium flagelliforme（Lodd.）Blume 的干燥块茎的炮制加工品。

【炮制】 取净水半夏，大小分档，用水浸泡至无白心，取出，投入姜汁、白矾水中煮透心，取出，上锅蒸3小时，稍闷，取出干燥。用时打碎。也可选大粒的干燥至半干后切厚片，干燥。

每100kg水半夏，用生姜25kg，白矾12.5kg。

【性状】 本品呈圆锥形、类球形、不规则碎粒或片状。外表皮棕色至棕褐色，有多数隐约可见的细小根痕。质硬脆，断面淡黄棕色，略具角质样光泽。气微香，味淡，微有麻舌感。

【鉴别】 （1）本品粉末黄棕色。淀粉粒糊化，脐点点状、裂缝状或人字状；复粒由2~5分粒组成。草酸钙针晶成束或散在，长35~85μm。螺纹及环纹导管直径10~32μm。

（2）取本品粉末2g，加甲醇10ml，超声处理30分钟，滤过，滤液浓缩至1ml，作为供试品溶液。另取丙氨酸、亮氨酸对照品，加70%甲醇制成1ml各含0.5mg的混合溶液，作为对照品溶液。照薄层色谱法（《中国药典》2020年版通则0502），吸取供试品溶液8μl、对照品溶液1μl，分别点于同一硅胶G薄层板上，以正丁醇-冰醋酸-水（8:3:1）为展开剂，展开，取出，晾干。喷以茚三酮试液，在105℃加热至斑点显色清晰。供试品色谱中，在与对照品色谱相应的位置上，显相同颜色的斑点。

【检查】 水分　不得过14.0%（《中国药典》2020年版通则0832　第二法）。

总灰分 不得过4.0%（《中国药典》2020年版通则2302）。

白矾限量 取本品粉末（过四号筛）约5g，精密称定，照《中国药典》2020年版一部"清半夏"品种中"白矾限量"项下的方法测定。

本品按干燥品计算，含白矾以含水硫酸铝钾 $[KAl(SO_4)_2 \cdot 12H_2O]$ 计，不得过8.5%。

【浸出物】 照醇溶性浸出物测定法（《中国药典》2020年版通则2201）项下的热浸法测定，用稀乙醇作溶剂，不得少于4.0%。

【性味与归经】 辛，温；有毒。归脾、胃、肺经。

【功能与主治】 燥湿化痰，降逆止呕，消痞散结。用于咳嗽痰多等症。

【炮制作用】 制后降低毒性，可增强温中化痰，降逆止呕作用。

【用法与用量】 6~9g。

【贮藏】 置通风干燥处，防蛀。

起草单位：广州市番禺区食品药品检验所
广州智谱慧科技有限公司
复核单位：广州市药品检验所一分所

生石膏（块）

Shengshigao（Kuai）

GYPSUM FIBROSUM

本品为硫酸盐类矿物硬石膏族石膏的炮制加工品。

【炮制】 取原药材，除去杂质，打成碎块。

【性状】 本品呈不规则块状、条状、纤维状或不规则颗粒状，粒径0.5~2cm，或有少量粉末。白色、灰白色或淡黄色，半透明。体重，质软，指甲刻划有痕。纵断面通常呈纵向纤维状纹理，多具绢丝样光泽。气微，味淡。

【鉴别】 （1）取本品数粒（约2g），置具有小孔软木塞的试管内，灼烧，管壁有水生成，小条粒变为不透明体。

（2）取本品粉末0.2g，加稀盐酸10ml，加热使溶解，溶液显钙盐（《中国药典》2020年版通则0301）与硫酸盐（《中国药典》2020年版通则0301）的鉴别反应。

【检查】 重金属 取本品粉末8.0g，精密称定，加冰醋酸4ml与水96ml，煮沸10分钟，放冷，加水至原体积，滤过。取滤液25ml，依法检查（《中国药典》2020年版通则0821 第一法），含重金属不得过10mg/kg。

砷盐 取本品粉末1.0g，精密称定，加盐酸5ml，加水至23ml，加热使溶解，放冷，依法检查（《中国药典》2020年版通则0822 第二法），含砷量不得过2mg/kg。

【含量测定】 取本品细粉约0.2g，精密称定，置锥形瓶中，加稀盐酸10ml，加热使溶解，加水100ml与甲基红指示液1滴，滴加氢氧化钾试液至溶液显浅黄色，再继续多加5ml，加钙黄绿素指示剂少量，用乙二胺四醋酸二钠滴定液（0.05mol/L）滴定，至溶液的黄绿色荧光消失并显橙色。每1ml乙二胺四醋酸二钠滴定液（0.05mol/L）相当于8.608mg的含水硫酸钙（$CaSO_4 \cdot 2H_2O$）。

本品含含水硫酸钙（$CaSO_4 \cdot 2H_2O$）不得少于95.0%。

【性味与归经】 甘、辛，大寒。归肺、胃经。

【功能与主治】 清热泻火，除烦止渴。用于外感热病，高热烦渴，肺热喘咳，胃火亢盛，头痛，牙痛，口舌生疮。

【用法与用量】 15～60g，先煎。

【贮藏】 置干燥处。

起草单位：广东省中药研究所检测中心
广州艾格生物科技有限公司
复核单位：云浮市食品药品检验所

布渣叶（丝）

Buzhaye（Si）

MICROCTIS FOLIUM CONCISUM

本品为椴树科植物破布叶 Microcos paniculata L. 的干燥叶的炮制加工品。

【炮制】 除去枝梗及杂质，切成宽丝，除去碎屑。

【性状】 本品呈不规则的宽丝状，表面黄绿色、绿褐色或黄棕色。边缘具细齿。有的可见基出脉3条，侧脉羽状，小脉网状。具短柄，叶脉及叶柄被柔毛。纸质，易破碎。气微，味淡、微酸涩。

【鉴别】 （1）本品粉末淡黄绿色。表皮细胞类多角形或类圆形。气孔不定式。非腺毛两种：一种星状毛，分枝多数，每分枝有数个分隔；另一种非腺毛单细胞。纤维细长，成束，壁稍厚，纹孔较清晰。草酸钙方晶多见；草酸钙簇晶直径5~20μm。

（2）取本品粉末1g，加水50ml，加热回流2小时，滤过，滤液浓缩至30ml，用乙酸乙酯提取2次（30ml，25ml），合并乙酸乙酯液，蒸干，残渣加无水乙醇1ml使溶解，作为供试品溶液。另取布渣叶对照药材1g，同法制成对照药材溶液。照薄层色谱法（《中国药典》2020年版通则0502）试验，吸取上述两种溶液各2μl，分别点于同一硅胶G薄层板上，以二氯甲烷-丁酮-甲酸-水（10∶1∶0.1∶0.1）为展开剂，展开，取出，晾干，置紫外光灯（365nm）下检视。供试品色谱中，在与对照药材色谱相应的位置上，显相同颜色的荧光斑点。

【检查】 水分　不得过12.0%（《中国药典》2020年版通则0832　第二法）。

总灰分　不得过8.0%（《中国药典》2020年版通则2302）。

【浸出物】 照醇溶性浸出物测定法（《中国药典》2020年版通则2201）项下的热浸法测定，用稀乙醇作溶剂，不得少于17.0%。

【含量测定】 照高效液相色谱法（《中国药典》2020年版通则0512）测定。

色谱条件与系统适用性试验　以十八烷基硅烷键合硅胶为填充剂；以甲醇-0.4%磷酸溶

液（30∶70）为流动相；检测波长为339nm。理论板数按牡荆苷峰计算应不低于3 000。

对照品溶液的制备 取牡荆苷对照品适量，精密称定，加70%甲醇制成每1ml含20μg的溶液，即得。

供试品溶液的制备 取本品粉末（过三号筛）约2.5g，精密称定，置具塞锥形瓶中，精密加入70%甲醇50ml，称定重量，超声处理（功率250W，频率33kHz）1小时，放冷，再称定重量，用70%甲醇补足减失的重量，摇匀，滤过，取续滤液，即得。

测定法 分别精密吸取对照品溶液与供试品溶液各10μl，注入液相色谱仪，测定，即得。

本品按干燥品计算，含牡荆苷（$C_{21}H_{20}O_{10}$）不得少于0.040%。

【**性味与归经**】 微酸，凉。归脾、胃经。

【**功能与主治**】 消食化滞，清热利湿。用于饮食积滞，感冒发热，湿热黄疸。

【**用法与用量**】 15～30g。

【**贮藏**】 置干燥处。

起草单位：康美药业股份有限公司
　　　　　广州智谱慧科技有限公司
复核单位：广州市番禺区食品药品检验所

蒸 白 术

Zhengbaizhu

ATRACTYLODIS MACROCEPHALAE RHIZOMA PRAEPARATUM

本品为菊科植物白术 Atractylodes macrocephala Koidz. 的干燥根茎的炮制加工品。

【炮制】 取净白术片，蒸至透心，干燥；或取白术个，除去杂质，洗净，蒸至透心，切厚片，干燥。

【性状】 本品为不规则的厚片。外表皮棕褐色或深棕色。切面棕黄色至浅棕色，木部具放射状纹理；切面角质样，色较深或有裂隙。气清香，味甘、微辛，嚼之略带黏性。

【鉴别】 （1）本品粉末黄棕色。草酸钙针晶细小，长10～32μm，存在于薄壁细胞中，少数针晶直径至4μm。纤维黄色，大多成束，长梭形，直径约至40μm，壁甚厚，木化，孔沟明显。石细胞淡黄色，类圆形、多角形、长方形或少数纺锤形，直径37～64μm。薄壁细胞含菊糖，表面显放射状纹理。导管分子短小，为网纹导管及具缘纹孔导管，直径至48μm。

（2）取本品粉末0.5g，加正己烷2ml，超声处理15分钟，滤过，取滤液作为供试品溶液。另取白术对照药材0.5g，同法制成对照药材溶液。照薄层色谱法（《中国药典》2020年版通则0502）试验，吸取上述新制备的两种溶液各10μl，分别点于同一硅胶G薄层板上，以石油醚（60～90℃）-乙酸乙酯（50∶1）为展开剂，展开，取出，晾干，喷以5%香草醛硫酸溶液，加热至斑点显色清晰。供试品色谱中，在与对照药材色谱相应的位置上，显相同颜色的斑点，并应显有一桃红色主斑点（苍术酮）。

【检查】 水分　不得过15.0%（《中国药典》2020年版通则0832　第二法）。

总灰分　不得过5.0%（《中国药典》2020年版通则2302）。

二氧化硫残留量　照二氧化硫残留量测定法（《中国药典》2020年版通则2331）测定，不得过400mg/kg。

色度　取本品最粗粉1g，精密称定，置具塞锥形瓶中，加55%乙醇200ml，用稀盐酸调节pH值至2~3,连续振摇1小时,滤过,吸取滤液10ml,置比色管中,照溶液颜色检查法(《中国药典》2020年版通则0901 第一法)试验,与黄色10号比色液比较,不得更深。

【浸出物】 照醇溶性浸出物测定法(《中国药典》2020年版通则2201)项下的热浸法测定,用60%乙醇作溶剂,不得少于35.0%。

【性味与归经】 苦、甘,温。归脾、胃经。

【功能与主治】 健脾益气,燥湿利水,止汗,安胎。用于脾虚食少,腹胀泄泻,痰饮眩悸,水肿,自汗,胎动不安。

【炮制作用】 蒸制后缓和燥性,增强健脾和胃的作用。

【用法与用量】 6~12g。

【贮藏】 置阴凉干燥处,防蛀。

起草单位:梅州广药采芝林药业有限公司
　　　　　广州科曼生物科技有限公司
　　　　　广东汉潮中药科技有限公司
复核单位:深圳市药品检验研究院

麸 炒 白 芍

Fuchaobaishao

PAEONIAE RADIX ALBA TOSTA

本品为毛茛科植物芍药 Paeonia lactiflora Pall. 干燥根的炮制加工品。

【炮制】 先将锅用武火加热，均匀撒入麸皮，待冒烟时，投入净白芍，快速翻搅，炒至表面呈黄色时，迅速取出，筛去焦麸皮，放凉。

每100kg白芍片，用麸皮10kg。

【性状】 本品为类圆形或椭圆形薄片。切面黄色，形成层环明显，可见稍隆起的筋脉纹呈放射状排列。质坚脆。具焦麸香气，味微苦、酸。

【鉴别】 取本品粉末1g，加乙醇10ml，超声处理5分钟，滤过，滤液蒸干，残渣加乙醇1ml使溶解，作为供试品溶液。另取芍药苷对照品，加乙醇制成每1ml含1mg的溶液，作为对照品溶液。照薄层色谱法（《中国药典》2020年版通则0502）试验，吸取上述两种溶液各10μl，分别点于同一硅胶G薄层板上，以三氯甲烷-乙酸乙酯-甲醇-甲酸（40∶5∶10∶0.2）为展开剂，展开，取出，晾干，喷以5%香草醛硫酸溶液，加热至斑点显色清晰。供试品色谱中，在与对照品色谱相应的位置上，显相同的蓝紫色斑点。

【检查】 水分 不得过15.0%（《中国药典》2020年版通则0832 第二法）。

总灰分 不得过5.0%（《中国药典》2020年版通则2302）。

二氧化硫残留量 照二氧化硫残留量测定法（《中国药典》2020年版通则2331）测定，不得过400mg/kg。

【浸出物】 照水溶性浸出物测定法（《中国药典》2020年版通则2201）项下的热浸法测定，不得少于22.0%。

【含量测定】 照高效液相色谱法（《中国药典》2020年版通则0512）测定。

色谱条件与系统适用性试验 以十八烷基硅烷键合硅胶为填充剂；以乙腈-0.1%磷酸溶液（14∶86）为流动相；检测波长为230nm。理论板数按芍药苷峰计算应不低于2 000。

对照品溶液的制备 取芍药苷对照品适量，精密称定，加甲醇制成每1ml含60μg的溶液，摇匀，即得。

供试品溶液的制备 取本品细粉约0.5g，精密称定，置50ml量瓶中，加稀乙醇35ml，超声处理（功率500W，频率40kHz）30分钟，放冷，用稀乙醇稀释至刻度，摇匀，滤过，取续滤液，即得。

测定法 分别精密吸取对照品溶液与供试品溶液各10μl，注入液相色谱仪，测定，即得。

本品按干燥品计算，含芍药苷（$C_{23}H_{28}O_{11}$）不得少于0.90%。

【性味与归经】 苦、酸，微寒。归肝、脾经。

【功能与主治】 养血调经，敛阴止汗，柔肝止痛，平抑肝阳。用于血虚萎黄，月经不调，自汗，盗汗，胁痛，腹痛，四肢挛痛，头痛眩晕。

【炮制作用】 增强健脾和胃的作用。

【用法与用量】 6～15g。

【注意】 不宜与藜芦同用。

【贮藏】 置通风干燥处，防蛀。

起草单位：广州诺金制药有限公司
复核单位：东莞市食品药品检验所

姜 蒸 半 夏

Jiangzhengbanxia

PINELLIAE RHIZOMA PRAEPARATUM CUM ZINGIBERE ET ALUMINE

本品为天南星科植物半夏 *Pinellia ternata*（Thunb.）Breit. 的干燥块茎的炮制加工品。

【炮制】 取净半夏，大小分开，用水浸泡至内无干心时，取出；另取干姜（生姜）煎汤，加入白矾搅拌至完全溶解，除去姜渣，加入半夏，浸泡至汁液吸尽润透，蒸制至熟透、无白心，取出，干燥。

每100kg净半夏，用干姜7.5kg（或生姜25kg）、白矾12.5kg。

【性状】 本品呈类球形或破碎成不规则颗粒状。表面棕色至棕褐色。质硬脆，断面淡黄棕色，常具角质样光泽；颗粒者质稍硬脆。气微香，味淡、微有麻舌感，嚼之略黏牙。

【鉴别】 （1）本品粉末黄褐色至黄棕色。薄壁细胞可见淡黄色糊化淀粉粒。草酸钙针晶束存在于椭圆形黏液细胞中，或随处散在，针晶长20～144μm。螺纹导管直径10～24μm。

（2）取本品粉末5g，加甲醇50ml，加热回流1小时，放冷，滤过，滤液蒸干，残渣加乙醚30ml使溶解，滤过，滤液挥干，残渣加甲醇0.5ml使溶解，作为供试品溶液。另取半夏对照药材5g、干姜对照药材0.1g，分别同法制成对照药材溶液。照薄层色谱法（《中国药典》2020年版通则0502）试验，吸取上述三种溶液各10μl，分别点于同一硅胶G薄层板上，以石油醚（60～90℃）-乙酸乙酯-冰醋酸（10：7：0.1）为展开剂，展开，取出，晾干，喷以10%硫酸乙醇溶液，在105℃加热至斑点显色清晰。供试品色谱中，在与半夏对照药材色谱相应的位置上，显相同颜色的主斑点；在与干姜对照药材色谱相应的位置上，显一个相同颜色的斑点。

【检查】 水分 不得过13.0%（《中国药典》2020年版通则0832 第二法）。

总灰分 不得过7.5%（《中国药典》2020年版通则2302）。

白矾限量 取本品粉末（过四号筛）约5g，精密称定，照《中国药典》2020年版一部

"清半夏"品种中"白矾限量"项下的方法测定。

本品按干燥品计算,含白矾以含水硫酸铝钾[$KAl(SO_4)_2 \cdot 12H_2O$]计,不得过8.5%。

【浸出物】 照水溶性浸出物测定法(《中国药典》2020年版通则2201)项下的冷浸法测定,不得少于10.0%。

【性味与归经】 辛,温。归脾、胃、肺经。

【功能与主治】 温中化痰,降逆止呕。用于痰饮呕吐,胃脘痞满。

【炮制作用】 姜及白矾炮制后降低毒性,增强止呕、化痰、止咳作用。

【用法与用量】 3~9g。

【注意】 不宜与川乌、制川乌、草乌、制草乌、附子同用。

【贮藏】 置通风干燥处,防蛀。

起草单位:梅州广药采芝林药业有限公司
广州科曼生物科技有限公司
广东汉潮中药科技有限公司
复核单位:广东省中药研究所检测中心

全 归

Quangui

ANGELICAE SINENSIS RADIX

本品为伞形科植物当归 *Angelica sinensis*（Oliv.）Diels 的干燥根的炮制加工品。

【炮制】 除去杂质及残留须根，洗净，晒干或低温干燥。

【性状】 本品略呈圆柱形，下部有支根3~5条或更多，长15~25cm。表面浅棕色至棕褐色，具纵皱纹和横长皮孔样突起。根头（归头）直径1.5~4cm，具环纹，上端圆钝，或具数个明显突出的根茎痕，有紫色或黄绿色的茎和叶鞘的残基；主根（归身）表面凹凸不平；支根（归尾）直径0.3~1cm，上粗下细，多扭曲，有少数须根痕。质柔韧，断面黄白色或淡黄棕色，皮部厚，有裂隙和多数棕色点状分泌腔，木部色较淡，形成层环黄棕色。有浓郁的香气，味甘、辛、微苦。

【鉴别】 （1）本品横切面：木栓层为数列细胞。栓内层窄，有少数油室。韧皮部宽广，多裂隙，油室和油管类圆形，直径25~160μm，外侧较大，向内渐小，周围分泌细胞6~9个。形成层成环。木质部射线宽3~5列细胞；导管单个散在或2~3个相聚，呈放射状排列；薄壁细胞含淀粉粒。

粉末淡黄棕色。韧皮薄壁细胞纺锤形，壁略厚，表面有极微细的斜向交错纹理，有时可见菲薄的横隔。梯纹导管和网纹导管多见，直径约至80μm。有时可见油室碎片。

（2）取本品粉末0.5g，加乙醚20ml，超声处理10分钟，滤过，滤液蒸干，残渣加乙醇1ml使溶解，作为供试品溶液。另取当归对照药材0.5g，同法制成对照药材溶液。照薄层色谱法（《中国药典》2020年版通则0502）试验，吸取上述两种溶液各10μl，分别点于同一硅胶G薄层板上，以正己烷-乙酸乙酯（4:1）为展开剂，展开，取出，晾干，置紫外光灯（365nm）下检视。供试品色谱中，在与对照药材色谱相应的位置上，显相同颜色的荧光斑点。

（3）取本品粉末3g，加1%碳酸氢钠溶液50ml，超声处理10分钟，离心，取上清液用稀盐酸调节pH值至2~3，用乙醚振摇提取2次，每次20ml，合并乙醚液，挥干，残渣加甲醇1ml使溶解，作为供试品溶液。另取阿魏酸对照品、藁本内酯对照品，加甲醇制成每1ml各含1mg的溶液，作为对照品溶液。照薄层色谱法（《中国药典》2020年版通则0502）试验，吸取上述三种溶液各10μl，分别点于同一硅胶G薄层板上，以环己烷-二氯甲烷-乙酸乙酯-甲酸（4:1:1:0.1）为展开剂，展开，取出，晾干，置紫外光灯（365nm）下检视。供试品色谱中，在与对照品色谱相应的位置上，显相同颜色的荧光斑点。

【检查】 水分 不得过15.0%（《中国药典》2020年版通则0832 第四法）。

总灰分 不得过7.0%（《中国药典》2020年版通则2302）。

酸不溶性灰分 不得过2.0%（《中国药典》2020年版通则2302）。

重金属及有害元素 照铅、镉、砷、汞、铜测定法（《中国药典》2020年版通则2321原子吸收分光光度法或电感耦合等离子体质谱法）测定，铅不得过5mg/kg；镉不得过1mg/kg；砷不得过2mg/kg；汞不得过0.2mg/kg；铜不得过20mg/kg。

【浸出物】 照醇溶性浸出物测定法（《中国药典》2020年版通则2201）项下的热浸法测定，用70%乙醇作溶剂，不得少于45.0%。

【含量测定】 挥发油 照挥发油测定法（《中国药典》2020年版通则2204 乙法）测定。

本品含挥发油不得少于0.4%（ml/g）。

阿魏酸 照高效液相色谱法（《中国药典》2020年版通则0512）测定。

色谱条件与系统适用性试验 以十八烷基硅烷键合硅胶为填充剂；以乙腈-0.085%磷酸溶液（17:83）为流动相；检测波长为316nm；柱温35℃。理论板数按阿魏酸峰计算应不低于5 000。

对照品溶液的制备 取阿魏酸对照品适量，精密称定，置棕色量瓶中，加70%甲醇制成每1ml含12μg的溶液，即得。

供试品溶液的制备 取本品粉末（过三号筛）约0.2g，精密称定，置具塞锥形瓶中，精密加入70%甲醇20ml，称定重量，加热回流30分钟，放冷，再称定重量，用70%甲醇补足减失的重量，摇匀，静置，取上清液滤过，取续滤液，即得。

测定法 分别精密吸取对照品溶液与供试品溶液各10μl，注入液相色谱仪，测定，即得。

本品按干燥品计算，含阿魏酸（$C_{10}H_{10}O_4$）不得少于0.050%。

【**性味与归经**】 甘、辛，温。归肝、心、脾经。

【**功能与主治**】 补血活血，调经止痛，润肠通便。用于血虚萎黄，眩晕心悸，月经不调，经闭痛经，虚寒腹痛，风湿痹痛，跌扑损伤，痈疽疮疡，肠燥便秘。

【**用法与用量**】 6～12g。

【**贮藏**】 置阴凉干燥处，防潮，防蛀。

起草单位：康美药业股份有限公司
复核单位：江门市药品检验所

归头（薄片）

Guitou（Baopian）

ANGELICAE SINENSIS RADIX CONCISA

本品为伞形科植物当归 Angelica sinensis（Oliv.）Diels 的干燥根头的炮制加工品。

【炮制】 取当归，切取根头部位，洗净，稍润，切薄片，晒干或低温干燥。

【性状】 本品为类圆形、椭圆形或不规则的薄片。外表皮黄棕色至棕褐色。切面浅棕黄色或黄白色，平坦，有裂隙，中间有浅棕色的形成层环，并有多数棕色的油点。香气浓郁，味甘、辛、微苦。

【鉴别】 （1）粉末淡黄棕色。韧皮薄壁细胞纺锤形，壁略厚，表面有极微细的斜向交错纹理，有时可见菲薄的横隔。梯纹导管和网纹导管多见，直径约至80μm。有时可见油室碎片。

（2）取本品粉末0.5g，加乙醚20ml，超声处理10分钟，滤过，滤液蒸干，残渣加乙醇1ml使溶解，作为供试品溶液。另取当归对照药材0.5g，同法制成对照药材溶液。照薄层色谱法（《中国药典》2020年版通则0502）试验，吸取上述两种溶液各10μl，分别点于同一硅胶G薄层板上，以正己烷-乙酸乙酯（4∶1）为展开剂，展开，取出，晾干，置紫外光灯（365nm）下检视。供试品色谱中，在与对照药材色谱相应的位置上，显相同颜色的荧光斑点。

（3）取本品粉末3g，加1%碳酸氢钠溶液50ml，超声处理10分钟，离心，取上清液用稀盐酸调节pH值至2~3，用乙醚振摇提取2次，每次20ml，合并乙醚液，挥干，残渣加甲醇1ml使溶解，作为供试品溶液。另取阿魏酸对照品、藁本内酯对照品，加甲醇制成每1ml各含1mg的溶液，作为对照品溶液。照薄层色谱法（《中国药典》2020年版通则0502）试验，吸取上述三种溶液各10μl，分别点于同一硅胶G薄层板上，以环己烷-二氯甲烷-乙酸乙酯-甲酸（4∶1∶1∶0.1）为展开剂，展开，取出，晾干，置紫外光灯（365nm）下检视。供试品色谱中，在与对照品色谱相应的位置上，显相同颜色的荧光斑点。

【检查】 水分　不得过15.0%（《中国药典》2020年版通则0832　第四法）。

总灰分　不得过7.0%（《中国药典》2020年版通则2302）。

酸不溶性灰分　不得过2.0%（《中国药典》2020年版通则2302）。

重金属及有害元素　照铅、镉、砷、汞、铜测定法（《中国药典》2020年版通则2321原子吸收分光光度法或电感耦合等离子体质谱法）测定，铅不得过5mg/kg；镉不得过1mg/kg；砷不得过2mg/kg；汞不得过0.2mg/kg；铜不得过20mg/kg。

【浸出物】 照醇溶性浸出物测定法（《中国药典》2020年版通则2201）项下的热浸法测定，用70%乙醇作溶剂，不得少于45.0%。

【性味与归经】 甘、辛，温。归肝、心、脾经。

【功能与主治】 补血活血，调经止痛，润肠通便。用于血虚萎黄，眩晕心悸，月经不调，经闭痛经，虚寒腹痛，风湿痹痛，跌扑损伤，痈疽疮疡，肠燥便秘。

【用法与用量】 6～12g。

【贮藏】 置阴凉干燥处，防潮，防蛀。

起草单位：康美药业股份有限公司
　　　　　广州德泉生物科技有限公司
复核单位：江门市药品检验所

肉桂（丝）

Rougui（Si）

CINNAMOMI CORTEX CONCISUS

本品为樟科植物肉桂 Cinnamomum cassia Presl 的干燥树皮的炮制加工品。

【炮制】 除去杂质及粗皮，切丝。

【性状】 本品呈卷曲的丝状，宽0.1～0.3cm。外表面灰棕色；内表面红棕色，略平坦，有细纵纹，划之显油痕。质硬而脆，断面不平坦，外层棕色而较粗糙，内层红棕色而油润，两层间有时可见一条黄棕色的线纹。气香浓烈，味甜、辣。

【鉴别】 （1）本品粉末红棕色。纤维大多单个散在，长梭形，长195～920μm，直径约至50μm，壁厚，木化，纹孔不明显。石细胞类方形或类圆形，直径32～88μm，壁厚，有的一面菲薄。油细胞类圆形或长圆形，直径45～108μm。草酸钙针晶细小，散于射线细胞中。木栓细胞多角形，含红棕色物。

（2）取本品粉末0.5g，加乙醇10ml，冷浸20分钟，时时振摇，滤过，取滤液作为供试品溶液。另取桂皮醛对照品，加乙醇制成每1ml含1μl的溶液，作为对照品溶液。照薄层色谱法（《中国药典》2020年版通则0502）试验，吸取供试品溶液2～5μl、对照品溶液2μl，分别点于同一硅胶G薄层板上，以石油醚（60～90℃）-乙酸乙酯（17:3）为展开剂，展开，取出，晾干，喷以二硝基苯肼乙醇试液。供试品色谱中，在与对照品色谱相应的位置上，应显相同颜色的斑点。

【检查】 水分　不得过15.0%（《中国药典》2020年版通则0832　第四法）。

总灰分　不得过5.0%（《中国药典》2020年版通则2302）。

【含量测定】 挥发油　照挥发油测定法（《中国药典》2020年版通则2204　乙法）测定。

本品含挥发油不得少于1.2%（ml/g）。

桂皮醛　照高效液相色谱法（《中国药典》2020年版通则0512）测定。

色谱条件与系统适用性试验 以十八烷基硅烷键合硅胶为填充剂；以乙腈-水（35∶75）为流动相；检测波长为290nm。理论板数按桂皮醛峰计算应不低于3 000。

对照品溶液的制备 取桂皮醛对照品适量，精密称定，加甲醇制成每1ml含10μg的溶液，即得。

供试品溶液的制备 取本品粉末（过三号筛）约0.5g，精密称定，置具塞锥形瓶中，精密加入甲醇25ml，称定重量，超声处理（功率350W，频率35kHz）10分钟，放置过夜，同法超声处理一次，再称定重量，用甲醇补足减失的重量，摇匀，滤过。精密量取续滤液1ml，置25ml量瓶中，用甲醇稀释至刻度，摇匀，即得。

测定法 分别精密吸取对照品溶液与供试品溶液各10μl，注入液相色谱仪，测定，即得。

本品按干燥品计算，含桂皮醛（C_9H_8O）不得少于1.5%。

【**性味与归经**】 辛、甘，大热。归肾、脾、心、肝经。

【**功能与主治**】 补火助阳，引火归元，散寒止痛，温通经脉。用于阳痿宫冷，腰膝冷痛，肾虚作喘，虚阳上浮，眩晕目赤，心腹冷痛，虚寒吐泻，寒疝腹痛，痛经经闭。

【**用法与用量**】 1～5g。

【**注意**】 有出血倾向者及孕妇慎用；不宜与赤石脂同用。

【**贮藏**】 置阴凉干燥处。

起草单位：康美药业股份有限公司
复核单位：汕头市药品检验所

醋蒸延胡索

Cuzhengyanhusuo

CORYDALIS RHIZOMA PRAEPARATUM

本品为罂粟科植物延胡索 Corydalis yanhusuo W. T. Wang 的干燥块茎的炮制加工品。

【炮制】 （1）取净延胡索片，加醋拌匀，浸泡至近透心，捞出，沥干，上锅蒸3~5小时，稍闷，取出，干燥。筛去灰屑。

（2）取净延胡索，浸泡至近透心，捞出，沥干，加醋拌匀，待醋被吸尽，上锅蒸3~5小时，稍闷，取出，切片，干燥。筛去灰屑。

每100kg延胡索，用醋20~30kg。

【性状】 本品为不规则的圆形厚片。外表皮黄色或黄褐色，有不规则细皱纹。切面黄棕色至黄褐色。质硬而脆。略具醋香气，味苦。

【鉴别】 （1）本品粉末绿黄色。糊化淀粉粒团块淡黄色或近无色。下皮厚壁细胞绿黄色，细胞多角形、类方形或长条形，壁稍弯曲，木化，有的成连珠状增厚，纹孔细密。螺纹导管直径16~32μm。

（2）取本品粉末1g，加甲醇50ml，超声处理30分钟，滤过，滤液蒸干，残渣加水10ml使溶解，加浓氨试液调至碱性，用乙醚振摇提取3次，每次10ml，合并乙醚液，蒸干，残渣加甲醇1ml使溶解，作为供试品溶液。另取延胡索对照药材1g，同法制成对照药材溶液。再取延胡索乙素对照品，加甲醇制成每1ml含0.5mg的溶液，作为对照品溶液。照薄层色谱法（《中国药典》2020年版通则0502）试验，吸取供试品溶液与对照药材溶液各2μl、对照品溶液1μl，分别点于同一用1%氢氧化钠溶液制备的硅胶G薄层板上，以甲苯-丙酮（9∶2）为展开剂，展开，取出，晾干，置碘缸中约3分钟后取出，挥尽板上吸附的碘后，置紫外光灯（365nm）下检视。供试品色谱中，在与对照药材色谱和对照品色谱相应的位置上，显相同颜色的荧光斑点。

【检查】 水分　不得过15.0%（《中国药典》2020年版通则0832　第二法）。

总灰分　不得过4.0%（《中国药典》2020年版通则2302）。

黄曲霉毒素　照真菌毒素测定法（《中国药典》2020年版通则2351）中黄曲霉毒素测定法第一法测定。

供试品溶液的制备　取供试品粉末约5g，精密称定，置于均质瓶中，加入氯化钠1g，精密加入70%甲醇溶液75ml，高速振荡5分钟，离心10分钟（转速为每分钟8 000转），精密量取上清液15ml，置100ml量瓶中，用水稀释至刻度，摇匀，离心10分钟（转速为每分钟8 000转），精密量取上清液20ml，通过免疫亲合柱，流速每分钟3ml，用水10～20ml洗脱，弃去水洗液，使空气进入柱子，将水挤出柱子，再用1.5ml甲醇洗脱，收集洗脱液，置2ml量瓶中，用水稀释至刻度，摇匀，即得。

本品每1 000g含黄曲霉毒素B_1不得过5μg，含黄曲霉毒素G_2、黄曲霉毒素G_1、黄曲霉毒素B_2和黄曲霉毒素B_1的总量不得过10μg。

【浸出物】 照醇溶性浸出物测定法（《中国药典》2020年版通则2201）项下的热浸法测定，用稀乙醇作溶剂，不得少于13.0%。

【含量测定】 照高效液相色谱法（《中国药典》2020年版通则0512）测定。

色谱条件与系统适用性试验　以十八烷基硅烷键合硅胶为填充剂；以甲醇-0.1%磷酸溶液（三乙胺调pH值至6.0）（55:45）为流动相；检测波长为280nm。理论板数按延胡索乙素峰计算应不低于3 000。

对照品溶液的制备　取延胡索乙素对照品适量，精密称定，加甲醇制成每1ml含46μg的溶液，即得。

供试品溶液的制备　取本品粉末（过三号筛）约0.5g，精密称定，置平底烧瓶中，精密加入浓氨试液-甲醇（1:20）混合溶液50ml，称定重量，冷浸1小时后加热回流1小时，放冷，再称定重量，用浓氨试液-甲醇（1:20）混合溶液补足减失的重量，摇匀，滤过。精密量取续滤液25ml，蒸干，残渣加甲醇使溶解，转移至5ml量瓶中，用甲醇稀释至刻度，摇匀，滤过，取续滤液，即得。

测定法　分别精密吸取对照品溶液与供试品溶液各10μl，注入液相色谱仪，测定，即得。

本品按干燥品计算，含延胡索乙素（$C_{21}H_{25}NO_4$）不得少于0.040%。

【性味与归经】 辛、苦，温。归肝、脾经。

【功能与主治】 活血，行气，止痛。用于胸胁、脘腹疼痛，经闭痛经，产后瘀阻，跌打肿痛。

【炮制作用】 醋制后增强行气止痛的作用。

【用法与用量】 3～9g；研末吞服，一次1.5～3g。

【注意】 孕妇禁服；体虚者慎服。

【贮藏】 置干燥处，防蛀。

起草单位：江门市药品检验所
广州悦康生物制药有限公司
复核单位：惠州市食品药品检验所

华南谷精珠

Hua'nangujingzhu

ERIOCAULI SEXANGULARAE FLOS

本品为谷精草科植物华南谷精草 *Eriocaulon saxangulare* L. 的干燥头状花序的炮制加工品。

【炮制】 除去杂质及花序梗。

【性状】 本品呈半圆球形或略呈圆柱形,直径0.4~1.0cm,顶端微凹陷,基部平截或微内凹。卷片紧密排列,黄棕色,有光泽,上部边缘密生白色短毛;花序顶部灰白色。花序纵向切开,可见棕色卵形种子。残留花茎纤细,直径约1mm,淡黄绿色或浅棕绿色,有数条扭曲的棱线。质硬,难揉碎。气微,味淡。

【检查】 水分　不得过12%(《中国药典》2020年版通则0832　第二法)。

总灰分　不得过3.0%(《中国药典》2020年版通则2302)。

酸不溶性灰分　不得过1.0%(《中国药典》2020年版通则2302)。

【浸出物】 照水溶性浸出物测定法(《中国药典》2020年版通则2201)项下的冷浸法测定,不得少于3.0%。

【性味与归经】 辛、甘,平。归肝、肺经。

【功能与主治】 疏散风热,明目退翳。用于风热目赤,肿痛羞明,眼生翳膜,风热头痛。

【用法与用量】 9~12g。

【贮藏】 置通风干燥处。

起草单位:广东大翔中药制药有限公司
　　　　　广州科曼生物科技有限公司
复核单位:梅州市食品药品监督检验所

红景天（块）

Hongjingtian（Kuai）

RHODIOLAE CRENULATAE RADIX ET RHIZOMA CONCISA

本品为景天科植物大花红景天 Rhodiola crenulata（Hook. f. et Thoms.）H. Ohba 的干燥根和根茎的炮制加工品。

【炮制】 取净红景天，切成约1.5cm的小块，干燥。

【性状】 本品为不规则的碎块，有的碎成渣状。外表皮棕色或褐色。断面粉红色、橙红色或紫红色，有的具裂隙。气芳香，味微苦涩、后甜。

【鉴别】 照薄层色谱法（《中国药典》2020年版通则0502）试验，吸取〔含量测定〕项下的对照品溶液和供试品溶液各10μl，分别点于同一硅胶G薄层板上，以三氯甲烷-甲醇-丙酮-水（6:3:1:1）的下层溶液为展开剂，展开，展距18cm，取出，晾干，置碘蒸气中熏。供试品色谱中，在与对照品色谱相应的位置上，显相同颜色的斑点。

【检查】 水分 不得过12.0%（《中国药典》2020年版通则0832 第二法）。

总灰分 不得过8.0%（《中国药典》2020年版通则2302）。

酸不溶性灰分 不得过2.0%（《中国药典》2020年版通则2302）。

【浸出物】 照醇溶性浸出物测定法（《中国药典》2020年版通则2201）项下的热浸法测定，用70%乙醇作溶剂，不得少于22.0%。

【含量测定】 照高效液相色谱法（《中国药典》2020年版通则0512）测定。

色谱条件与系统适用性试验 以十八烷基硅烷键合硅胶为填充剂；以甲醇-水（15:85）为流动相；检测波长为275nm。理论板数按红景天苷峰计算应不低于2 000。

对照品溶液的制备 取红景天苷对照品适量，精密称定，加甲醇制成每1ml含0.5mg的溶液，即得。

供试品溶液的制备 取本品粉末（过三号筛）约0.5g，精密称定，置具塞锥形瓶中，精密加入甲醇10ml，称定重量，超声处理30分钟，放冷，再称定重量，用甲醇补足减失的重量，摇匀，滤过，取续滤液，即得。

测定法 分别精密吸取对照品溶液与供试品溶液各10μl，注入液相色谱仪，测定，即得。

本品按干燥品计算，含红景天苷（$C_{14}H_{20}O_7$）不得少于0.50%。

【**性味与归经**】 甘、苦，平。归肺、心经。

【**功能与主治**】 益气活血，通脉平喘。用于气虚血瘀，胸痹心痛，中风偏瘫，倦怠气喘。

【**用法与用量**】 3～6g。

【**贮藏**】 置通风干燥处，防潮，防蛀。

起草单位：国药集团冯了性（佛山）药材饮片有限公司
复核单位：佛山市食品药品检验检测中心

红景天（段）

Hongjingtian（Duan）

RHODIOLAE CRENULATAE RADIX ET RHIZOMA CONCISA

本品为景天科植物大花红景天 Rhodiola crenulata（Hook. f. et Thoms.）H. Ohba 的干燥根和根茎的炮制加工品。

【炮制】 取净红景天，切段，干燥。

【性状】 本品为圆柱形的段，长1~3cm，粗短，略弯曲，少数有分枝。表面棕色或褐色，粗糙有褶皱，剥开外表皮有一层膜质黄色表皮且具粉红色花纹；宿存部分老花茎，花茎基部被三角形或卵形膜质鳞片。节间不规则。断面粉红色至紫红色，有一环纹，质轻、疏松。气芳香，味微苦涩、后甜。

【鉴别】 照薄层色谱法（《中国药典》2020年版通则0502）试验，吸取〔含量测定〕项下的对照品溶液和供试品溶液各10μl，分别点于同一硅胶G薄层板上，以三氯甲烷-甲醇-丙酮-水（6:3:1:1）的下层溶液为展开剂，展开，展距18cm，取出，晾干，置碘蒸气中熏。供试品色谱中，在与对照品色谱相应的位置上，显相同颜色的斑点。

【检查】 水分　不得过12.0%（《中国药典》2020年版通则0832 第二法）。

总灰分　不得过8.0%（《中国药典》2020年版通则2302）。

酸不溶性灰分　不得过2.0%（《中国药典》2020年版通则2302）。

【浸出物】 照醇溶性浸出物测定法（《中国药典》2020年版通则2201）项下的热浸法测定，用70%乙醇作溶剂，不得少于22.0%。

【含量测定】 照高效液相色谱法（《中国药典》2020年版通则0512）测定。

色谱条件与系统适用性试验　以十八烷基硅烷键合硅胶为填充剂；以甲醇-水（15:85）为流动相；检测波长为275nm。理论板数按红景天苷峰计算应不低于2 000。

对照品溶液的制备　取红景天苷对照品适量，精密称定，加甲醇制成每1ml含0.5mg的溶液，即得。

供试品溶液的制备 取本品粉末（过三号筛）约0.5g，精密称定，置具塞锥形瓶中，精密加入甲醇10ml，称定重量，超声处理30分钟，放冷，再称定重量，用甲醇补足减失的重量，摇匀，滤过，取续滤液，即得。

测定法 分别精密吸取对照品溶液与供试品溶液各10μl，注入液相色谱仪，测定，即得。

本品按干燥品计算，含红景天苷（$C_{14}H_{20}O_7$）不得少于0.50%。

【**性味与归经**】 甘、苦，平。归肺、心经。

【**功能与主治**】 益气活血，通脉平喘。用于气虚血瘀，胸痹心痛，中风偏瘫，倦怠气喘。

【**用法与用量**】 3～6g。

【**贮藏**】 置通风干燥处，防潮，防蛀。

起草单位：国药集团冯了性（佛山）药材饮片有限公司
复核单位：佛山市食品药品检验检测中心

泡 苍 术

Paocangzhu

ATRACTYLODIS RHIZOMA PRAEPARATUM

本品为菊科植物茅苍术 *Atractylodes lancea*（Thunb.）DC. 或北苍术 *Atractylodes chinensis*（DC.）Koidz. 的干燥根茎的炮制加工品。

【炮制】 取净苍术置沸米粉水中，再煮沸，取出，用清水迅速漂洗1次，沥干水，干燥。每100kg水，用米粉2～4kg。

【性状】 本品为类圆形或条形厚片。表面呈灰褐色或棕黑色，切面灰黄色，有油点。气香浓，味苦、微甘。

【鉴别】 （1）本品粉末棕色。草酸钙针晶细小，长5～30μm，不规则地充塞于薄壁细胞中。纤维大多成束，长梭形，直径约至40μm，壁甚厚，木化。石细胞甚多，有时与木栓细胞连结，多角形、类圆形或类长方形，直径20～80μm，壁极厚。菊糖多见，表面呈放射状纹理。

（2）取本品粉末0.8g，加甲醇10ml，超声处理15分钟，滤过，取滤液作为供试品溶液。另取苍术对照药材0.8g，同法制成对照药材溶液。再取苍术素对照品，加甲醇制成每1ml含0.2mg的溶液，作为对照品溶液。照薄层色谱法（《中国药典》2020年版通则0502）试验，吸取供试品溶液与对照药材溶液各6μl、对照品溶液2μl，分别点于同一硅胶G薄层板上，以石油醚（60～90℃）-丙酮（9:2）为展开剂，展开，取出，晾干，喷以10%硫酸乙醇溶液，加热至斑点显色清晰。供试品色谱中，在与对照药材色谱和对照品色谱相应的位置上，显相同颜色的斑点。

【检查】 水分　不得过13.0%（《中国药典》2020年版通则0832　第四法）。

总灰分　不得过7.0%（《中国药典》2020年版通则2302）。

【含量测定】 避光操作。照高效液相色谱法（《中国药典》2020年版通则0512）测定。

色谱条件与系统适用性试验 以十八烷基硅烷键合硅胶为填充剂；以甲醇-水（79∶21）为流动相；检测波长为340nm。理论板数按苍术素峰计算应不低于5 000。

对照品溶液的制备 取苍术素对照品适量，精密称定，加甲醇制成每1ml含20μg的溶液，即得。

供试品溶液的制备 取本品粉末（过三号筛）约0.2g，精密称定，置具塞锥形瓶中，精密加入甲醇50ml，称定重量，超声处理（功率250W，频率40kHz）1小时，放冷，再称定重量，用甲醇补足减失的重量，摇匀，滤过，取续滤液，即得。

测定法 分别精密吸取对照品溶液与供试品溶液各10μl，注入液相色谱仪，测定，即得。

本品按干燥品计算，含苍术素（$C_{13}H_{10}O$）不得少于0.30%。

【性味与归经】 辛、苦，温。归脾、胃、肝经。

【功能与主治】 燥湿健脾，祛风散寒，明目。用于湿阻中焦，脘腹胀满，泄泻，水肿，脚气痿躄，风湿痹痛，风寒感冒，夜盲，眼目昏涩。

【炮制作用】 米粉水制可降低其辛燥之性。

【用法与用量】 3～9g。

【注意】 阴虚内热、气虚多汗者忌服。

【贮藏】 置干燥处，防蛀。

起草单位：广州采芝林药业有限公司
广东汉潮中药科技有限公司
广东格典中药研究有限公司
复核单位：韶关市食品药品检验所

芡实（瓣）

Qianshi（Ban）

EURYALES SEMEN

本品为睡莲科植物芡 *Euryale ferox* Salisb. 的干燥成熟种仁的炮制加工品。

【炮制】 取鲜芡实，破开，干燥，除去杂质。

【性状】 本品呈类半球形，球面有红棕色或红褐色内种皮，一端黄白色，约占全体1/3，断面白色，粉性。质较硬。气微，味淡。

【鉴别】 （1）本品粉末类白色。主要为淀粉粒，单粒类圆形，直径1～4μm，大粒脐点隐约可见；复粒多数由百余分粒组成，类球形，直径13～35μm，少数由2～3分粒组成。

（2）取本品粉末2g，加二氯甲烷30ml，超声处理15分钟，滤过，滤液蒸干，残渣加乙酸乙酯2ml使溶解，作为供试品溶液。另取芡实对照药材2g，同法制成对照药材溶液。照薄层色谱法（《中国药典》2020年版通则0502）试验，吸取上述两种溶液各10μl，分别点于同一硅胶G薄层板上，以正己烷-丙酮（5∶1）为展开剂，展开，取出，晾干，喷以10%硫酸乙醇溶液，在105℃加热至斑点显色清晰。供试品色谱中，在与对照药材色谱相应的位置上，显相同颜色的斑点。

【检查】 水分 不得过14.0%（《中国药典》2020年版通则0832 第二法）。

总灰分 不得过1.0%（《中国药典》2020年版通则2302）。

【性味与归经】 甘、涩，平。归脾、肾经。

【功能与主治】 益肾固精，补脾止泻，除湿止带。用于遗精滑精，遗尿尿频，脾虚久泻，白浊，带下。

【用法与用量】 9～15g。

【贮藏】 置通风干燥处，防蛀。

起草单位：广州诺金制药有限公司
复核单位：肇庆市药品检验所

盐 芡 实

Yanqianshi

EURYALES SEMEN SALSUM

本品为睡莲科植物芡 Euryale ferox Salisb. 的干燥成熟种仁的炮制加工品。

【炮制】 取净芡实或芡实（瓣），加食盐水浸润，上蒸笼蒸30分钟，取出，干燥。每100kg芡实，用食盐1.2kg。

【性状】 本品呈类球形或半球形，球面有红棕色或红褐色内种皮，一端黄白色，约占全体1/3，断面透明。质较硬。气微，味微咸。

【鉴别】 取本品粉末2g，加二氯甲烷30ml，超声处理15分钟，滤过，滤液蒸干，残渣加乙酸乙酯2ml使溶解，作为供试品溶液。另取芡实对照药材2g，同法制成对照药材溶液。照薄层色谱法（《中国药典》2020年版通则0502）试验，吸取上述两种溶液各10μl，分别点于同一硅胶G薄层板上，以正己烷-丙酮（5:1）为展开剂，展开，取出，晾干，喷以10%硫酸乙醇溶液，在105℃加热至斑点显色清晰。供试品色谱中，在与对照药材色谱相应的位置上，显相同颜色的斑点。

【检查】 水分　不得过10.0%（《中国药典》2020年版通则0832　第二法）。

总灰分　不得过3.0%（《中国药典》2020年版通则2302）。

【性味与归经】 甘、涩，平。归脾、肾经。

【功能与主治】 益肾固精，补脾止泻，除湿止带。用于遗精滑精，遗尿尿频，脾虚久泻，白浊，带下。

【炮制作用】 盐水浸润后蒸制，引药入肾，增强益肾固精的作用。

【用法与用量】 9～15g。

【贮藏】 置通风干燥处，防蛀。

起草单位：广州诺金制药有限公司
复核单位：肇庆市药品检验所

岗 梅

Gangmei

ILICIS ASPRELLAE RADIX ET CAULIS

本品为冬青科植物梅叶冬青 Ilex asprella（Hook. et Arn.）Champ. ex Benth. 的干燥根及茎的炮制加工品。

【炮制】 取洁净、润透的岗梅，切片或劈成块，干燥。

【性状】 本品为类圆形或不规则片、段，片者厚0.5～1.2cm，段者长2～5cm。根表面浅棕褐色、灰黄棕色或灰黄白色，稍粗糙，有的有不规则的纵皱纹或龟裂纹；茎表面灰棕色或棕褐色，散有多数灰白色的类圆形点状皮孔，似秤星。外皮稍薄，可剥落，剥去外皮处显灰白色或灰黄色，可见较密的点状或短条状突起。质坚硬，不易折断，断面黄白色或淡黄白色，有的略显淡蓝色，有放射状及不规则纹理。气微，味微苦、后甘。

【鉴别】（1）本品根横切面：木栓层为10余列细胞。皮层窄。中柱鞘石细胞断续排列成环。韧皮部狭窄。木质部导管单个或2～3个相聚纵列，木纤维发达；射线细胞2～10数列。薄壁细胞含淀粉粒及草酸钙方晶。

粉末淡灰黄色。淀粉粒单粒少数，类圆形，直径6～15μm，脐点点状，层纹隐约可见；复粒较多，由2～6分粒组成。草酸钙方晶类长方形或不规则方形，直径约为25μm，长至38μm。木薄壁细胞壁较厚，孔沟明显，内含淀粉粒。纤维近无色，直径8～28μm，壁厚2～8μm，有的纹孔明显，次生内壁有非木化细小的螺旋状三生增厚，有的胞腔内含无色或淡黄色胶体样物。石细胞单个散在或成群，近无色，少数淡黄棕色，呈类多角形、类长方形或类长圆形，有的呈分枝状，壁极厚，孔沟明显，层纹较清晰，有的可见较大的类圆形纹孔。导管主为具缘纹孔和网纹缘纹孔，有的内壁也有三生螺旋状增厚，非木化或微木化。

（2）取本品粉末1g，加甲醇10ml，超声处理30分钟，滤过，滤液作为供试品溶液。另取岗梅对照药材1g，同法制成对照药材溶液。照薄层色谱法（《中国药典》2020年版通则

0502）试验，吸取上述两种溶液各1~3μl，分别点于同一硅胶G薄层板上使成条带状，以乙酸乙酯-甲醇-冰醋酸-水（11:1:1.5:2.5）为展开剂，展开，取出，晾干，喷以10%的硫酸乙醇溶液，在105℃加热至斑点显色清晰，置紫外光灯（365nm）下检视。供试品色谱中，在与对照药材色谱相应的位置上，显相同颜色的荧光斑点。

【检查】 水分　不得过11.5%（《中国药典》2020年版通则0832　第二法）。

总灰分　不得3.5%（《中国药典》2020年版通则2302）。

酸不溶性灰分　不得过1.0%（《中国药典》2020年版通则2302）。

【浸出物】 取本品粉末，照醇溶性浸出物测定法（《中国药典》2020年版通则2201）项下的热浸法测定，用稀乙醇作溶剂，不得少于7.5%。

【性味与归经】 苦、微甘，凉。归肺、脾、胃经。

【功能与主治】 清热解毒，生津止渴，利咽消肿，散瘀止痛。用于感冒发热，肺热咳嗽，热病津伤口渴，咽喉肿痛，跌打瘀痛。

【用法与用量】 15~30g，水煎服。治跌打损伤可内服并外敷。

【贮藏】 置干燥处。

起草单位：华润三九医药股份有限公司
　　　　　广东省药品质量研究所
复核单位：广东省药品检验所

蒸 佛 手

Zhengfoshou

CITRI SARCODACTYLIS FRUCTUS PRAEPARATUS

本品为芸香科植物佛手 *Citrus medica* L. var. *sarcodactylis* Swingle 的干燥果实的炮制加工品。

【炮制】 取净佛手片，喷适量水，软化，蒸至透心，闷至黄棕色至棕褐色，取出干燥。

【性状】 本品为不规则类椭圆形、卵圆形或不规则形薄片，常皱缩或卷曲，大小不一。完整者长5～10cm，宽3～5cm，厚0.2～0.4cm。上端有数枚手指形的分裂，下端近圆形，基部略窄，有的可见果梗痕。表面棕黄色至黑褐色，有凹凸不平的线状或点状维管束。质硬而脆，受潮后柔软。气香，味微甜后苦。

【鉴别】 （1）本品粉末棕黄色至黑褐色。中果皮薄壁组织众多，细胞呈不规则形或类圆形，壁不均匀增厚。果皮表皮细胞表面观呈不规则多角形，偶见类圆形气孔。草酸钙方晶成片存在于多角形的薄壁细胞中，呈多面形、菱形或双锥形。

（2）取本品粉末1g，加无水乙醇10ml，超声处理20分钟，滤过，滤液浓缩至干，残渣加无水乙醇0.5ml使溶解，作为供试品溶液。另取佛手对照药材1g，同法制成对照药材溶液。照薄层色谱法（《中国药典》2020年版通则0502）试验，吸取上述两种溶液各2μl，分别点于同一硅胶G薄层板上，以环己烷-乙酸乙酯（3：1）为展开剂，展开，取出，晾干，置紫外光灯（365nm）下检视。供试品色谱中，在与对照药材色谱相应的位置上，显相同颜色的荧光斑点。

【检查】 水分　不得过15.0%（《中国药典》2020年版通则0832　第二法）。

总灰分　不得过10.0%（《中国药典》2020年版通则2302）。

【浸出物】 照醇溶性浸出物测定法（《中国药典》2020年版通则2201）项下的热浸法测定，用乙醇作溶剂，不得少于10.0%。

【含量测定】 照高效液相色谱法（《中国药典》2020年版通则0512）测定。

色谱条件与系统适用性试验 以十八烷基硅烷键合硅胶为填充剂；以甲醇-水-冰醋酸（33：63：2）为流动相；检测波长为284nm。理论板数按橙皮苷峰计算应不低于5 000。

对照品溶液的制备 取橙皮苷对照品适量，精密称定，加甲醇制成每1ml含15μg的溶液，即得。

供试品溶液的制备 取本品粉末（过五号筛）约0.5g，精密称定，置具塞锥形瓶中，精密加入甲醇25ml，称定重量，加热回流1小时，放冷，再称定重量，用甲醇补足减失的重量，摇匀，滤过，取续滤液，即得。

测定法 分别精密吸取对照品溶液与供试品溶液各10μl，注入液相色谱仪，测定，即得。

本品按干燥品计算，含橙皮苷（$C_{28}H_{34}O_{15}$）不得少于0.030%。

【性味与归经】 辛、苦、酸，温。归肝、脾、胃、肺经。

【功能与主治】 疏肝理气，和胃止痛，燥湿化痰。用于肝胃气滞，胸胁胀痛，胃脘痞满，食少呕吐，咳嗽痰多。

【炮制作用】 佛手经蒸制后可降低辛燥之性。

【用法与用量】 3~10g。

【贮藏】 置阴凉干燥处，防霉，防蛀。

起草单位：广州采芝林药业有限公司
复核单位：广东省药品检验所

龟甲（块）

Guijia（Kuai）

TESTUDINIS CARAPAX ET PLASTRUM

本品为龟科动物乌龟 Chinemys reevesii（Gray）的背甲及腹甲的炮制加工品。

【炮制】 取龟甲个，置蒸锅内，沸水蒸45分钟，取出，放入热水中，立即用硬刷除净皮肉，洗净，干燥，砸成碎块。

【性状】 本品呈2～5cm的不规则碎块状，背甲表面棕褐色或黑褐色；腹甲表面淡黄色或黄白色，有放射状纹理，有的略带血迹或残肉。碎断面黄白色，不整齐或呈锯齿状，有的有蜂窝状小孔。质坚硬。气微腥，味微咸。

【鉴别】 取本品粉末1g，加甲醇10ml，超声处理30分钟，滤过，滤液蒸干，残渣加甲醇1ml使溶解，作为供试品溶液。另取龟甲对照药材1g，同法制成对照药材溶液。再取胆固醇对照品，加甲醇制成每1ml含1mg的溶液，作为对照品溶液。照薄层色谱法（《中国药典》2020年版通则0502）试验，吸取供试品溶液与对照药材溶液各10～20μl、对照品溶液5～10μl，分别点于同一硅胶G薄层板上，以甲苯-乙酸乙酯-甲醇-甲酸（15∶2∶1∶0.6）为展开剂，展距16cm，取出，晾干，喷以硫酸无水乙醇溶液（1→10），在105℃加热至斑点显色清晰。供试品色谱中，在与对照药材色谱和对照品色谱相应的位置上，显相同颜色的斑点。

【检查】 水分　不得过13.0%（《中国药典》2020年版通则0832　第二法）。

【浸出物】 照水溶性浸出物测定法（《中国药典》2020年版通则2201）项下的热浸法测定，不得少于4.5%。

【性味与归经】 咸、甘，微寒。归肝、肾、心经。

【功能与主治】 滋阴潜阳，益肾强骨，养血补心，固经止崩。用于阴虚潮热，骨蒸盗汗，头晕目眩，虚风内动，筋骨痿软，心虚健忘，崩漏经多。

【用法与用量】 9～24g，先煎。

【贮藏】 置干燥处，防蛀。

起草单位：广东大翔中药制药有限公司
　　　　　康美药业股份有限公司
复核单位：广州市药品检验所

醋龟甲（块）

Cuguijia（Kuai）

TESTUDINIS CARAPAX ET PLASTRUM PRAEPARATUM

本品为龟科动物乌龟 Chinemys reevesii（Gray）的背甲及腹甲的炮制加工品。

【炮制】 取净龟甲，照砂炒法（《中国药典》2020年版通则0213）炒至表面淡黄色，取出，醋淬，干燥，砸成碎片。

【性状】 本品呈不规则的块状，大小不一。表面黄色或棕褐色，有的可见深棕褐色斑点，有不规则纹理。内表面棕黄色或棕褐色，边缘有的呈锯齿状。断面不平整，有的有蜂窝状小孔。质松脆。气微腥、微有醋香气，味微咸。

【鉴别】 取本品粉末1g，加甲醇10ml，超声处理30分钟，滤过，滤液蒸干，残渣加甲醇1ml使溶解，作为供试品溶液。另取龟甲对照药材1g，同法制成对照药材溶液。再取胆固醇对照品，加甲醇制成每1ml含1mg的溶液，作为对照品溶液。照薄层色谱法（《中国药典》2020年版通则0502）试验，吸取供试品溶液和对照药材溶液各10～20μl、对照品溶液5～10μl，分别点于同一硅胶G薄层板上，以甲苯-乙酸乙酯-甲醇-甲酸（15∶2∶1∶0.6）为展开剂，展距16cm，取出，晾干，喷以硫酸无水乙醇溶液（1→10），在105℃加热至斑点显色清晰。供试品色谱中，在与对照药材色谱和对照品色谱相应的位置上，显相同颜色的斑点。

【检查】 水分　不得过13.0%（《中国药典》2020年版通则0832 第二法）。

【浸出物】 照水溶性浸出物测定法（《中国药典》2020年版通则2201）项下的热浸法测定，不得少于8.0%。

【性味与归经】 咸、甘，微寒。归肝、肾、心经。

【功能与主治】 滋阴潜阳，益肾强骨，养血补心，固经止崩。用于阴虚潮热，骨蒸盗汗，头晕目眩，虚风内动，筋骨痿软，心虚健忘，崩漏经多。

【**炮制作用**】 砂炒醋淬后质变酥脆,易于粉碎,利于煎出有效成分,并能矫臭、矫味。

【**用法与用量**】 9~24g,先煎。

【**贮藏**】 置干燥处,防蛀。

起草单位:广东大翔中药制药有限公司

广州悦康生物制药有限公司

复核单位:广东省药品检验所

盐蒸沙苑子

Yanzhengshayuanzi

ASTRAGALI COMPLANATI SEMEN SALATUM

本品为豆科植物扁茎黄芪 Astragalus complanatus R. Br. 的干燥成熟种子的炮制加工品。

【炮制】 取净沙苑子，用食盐水拌匀，稍闷，待食盐水被吸尽后，蒸2～3小时，取出，晒干。

每100kg沙苑子，用食盐2kg。

【性状】 本品略呈肾型而稍扁，长2～2.5mm，宽1.5～2mm，厚约1mm。有的表面鼓起，褐黄色至深褐色，边缘一侧微凹处具圆形种脐，光泽明显。质坚硬。子叶2，褐黄色，胚根弯曲，长约1mm。气微，味微咸，嚼之有豆腥味。

【鉴别】 （1）本品粉末褐黄色。种皮栅状细胞断面观1列，外被角质层；近外侧1/8～1/5处有一条光辉带；表面观呈多角形，壁极厚，胞腔小，孔沟细密。种皮支持细胞侧面观呈短哑铃形；表面观呈3个类圆形或椭圆形的同心环。子叶细胞含脂肪油。

（2）取本品粉末0.2g，加甲醇10ml，超声处理30分钟，放冷，滤过，滤液蒸干，残渣加甲醇2ml使溶解，作为供试品溶液。另取沙苑子对照药材0.2g，同法制成对照药材溶液。再取沙苑子苷对照品，加60%乙醇制成每1ml含0.05mg的溶液，作为对照品溶液。照薄层色谱法（《中国药典》2020年版通则0502）试验，吸取上述三种溶液各2μl，分别点于同一聚酰胺薄膜上，以乙醇-丁酮-乙酰丙酮-水（3∶3∶1∶13）为展开剂，展开，取出，晾干，喷以三氯化铝试液，热风吹干，置紫外光灯（365nm）下检视。供试品色谱中，在与对照药材色谱和对照品色谱相应的位置上，显相同颜色的荧光斑点。

【检查】 水分　不得过10.0%（《中国药典》2020年版通则0832　第二法）。

总灰分　不得过6.0%（《中国药典》2020年版通则2302）。

酸不溶性灰分　不得过2.0%（《中国药典》2020年版通则2302）。

【含量测定】 照高效液相色谱法(《中国药典》2020年版通则0512)测定。

色谱条件与系统适用性试验 以十八烷基硅烷键合硅胶为填充剂;以乙腈-0.1%磷酸溶液(21:79)为流动相;检测波长为266nm。理论板数按沙苑子苷峰计算应不低于4 000。

对照品溶液的制备 取沙苑子苷对照品适量,精密称定,加60%乙醇制成每1ml含15μg的溶液,即得。

供试品溶液的制备 取本品粉末(过三号筛)约0.5g,精密称定,置具塞锥形瓶中,精密加入60%乙醇25ml,称定重量,加热回流1小时,放冷,再称定重量,用60%乙醇补足减失的重量,摇匀,滤过,取续滤液,即得。

测定法 分别精密吸取对照品溶液与供试品溶液各10μl,注入液相色谱仪,测定,即得。

本品按干燥品计算,含沙苑子苷($C_{28}H_{32}O_{16}$)不得少于0.050%。

【性味与归经】 甘,温。归肝、肾经。

【功能与主治】 补肾助阳,固精缩尿,养肝明目。用于肾虚腰痛,遗精早泄,遗尿尿频,白浊带下,眩晕,目暗昏花。

【炮制作用】 盐制入肾,增强补肾固精作用。经过加热炮制能缓其滑性,使其固而不泄。

【用法与用量】 9~15g。

【贮藏】 置通风干燥处。

起草单位: 广州市番禺区食品药品检验所
广州悦康生物制药有限公司
复核单位: 广东省中药研究所检测中心

诃子（碎）

Hezi（Sui）

CHEBULAE FRUCTUS

本品为使君子科植物诃子 Terminalia chebula Retz. 或绒毛诃子 Terminalia chebula Retz. var. tomentella Kurt. 的干燥成熟果实的炮制加工品。

【炮制】 取净诃子，破碎。

【性状】 本品呈碎片状，核肉基本分离。果肉呈0.5~1cm的碎块状，厚0.2~0.4cm，黄棕色或黄褐色，表面略具光泽，可见纵棱线和不规则的皱纹。果核呈碎片状，大小不一，浅黄色，粗糙，坚硬。种子呈碎片状，可见个别未破碎者为狭长纺锤形，长约1cm，种皮黄棕色，子叶2，白色，相互重叠卷旋。气微，味涩。

【鉴别】 （1）本品粉末黄白色或黄褐色。

诃子　纤维淡黄色，成束，纵横交错排列或与石细胞、木化厚壁细胞相连结。石细胞类方形、类多角形或呈纤维状，直径14~40μm，长至130μm，壁厚，孔沟细密；胞腔内偶见草酸钙方晶和砂晶。木化厚壁细胞淡黄色或无色，呈长方形、多角形或不规则形，有的一端膨大成靴状；细胞壁上纹孔密集；有的含草酸钙簇晶或砂晶。草酸钙簇晶直径5~40μm，单个散在或成行排列于细胞中。

绒毛诃子　非腺毛，2~3细胞，含黄棕色分泌物。

（2）取本品（去核）粉末0.5g，加无水乙醇30ml，加热回流30分钟，滤过，滤液蒸干，残渣用甲醇5ml溶解，通过中性氧化铝柱（100~200目，5g，内径为2cm），用稀乙醇50ml洗脱，收集洗脱液，蒸干，残渣用水5ml溶解后通过C18（300mg）固相萃取小柱，用30%甲醇10ml洗脱，弃去30%甲醇液，再用甲醇10ml洗脱，收集洗脱液，蒸干，残渣加甲醇1ml溶解，作为供试品溶液。另取诃子对照药材0.5g，同法制成对照药材溶液。照薄层色谱法（《中国药典》2020年版通则0502）试验，吸取上述两种溶液各4μl，分别点于同一硅胶G薄层板上，以甲苯-冰醋酸-水（12:10:0.4）为展开剂，展开，取出，晾干，喷以10%硫酸乙醇溶液，在105℃加热至斑点显色清晰，置紫外光灯（365nm）下检视。供试品色谱中，在与对照药材色谱相应的位置上，显相同颜色的荧光斑点。

【检查】 水分 不得过13.0%（《中国药典》2020年版通则0832 第二法）。

总灰分 不得过5.0%（《中国药典》2020年版通则2302）。

【浸出物】 照水溶性浸出物测定法（《中国药典》2020年版通则2201）项下的冷浸法测定，不得少于30.0%。

【性味与归经】 苦、酸、涩，平。归肺、大肠经。

【功能与主治】 涩肠止泻，敛肺止咳，降火利咽。用于久泻久痢，便血脱肛，肺虚喘咳，久嗽不止，咽痛音哑。

【用法与用量】 3～10g。

【贮藏】 置干燥处。

起草单位：广东大翔中药制药有限公司
复核单位：佛山市顺德区药品检验所

炮 天 雄

Paotianxiong

ACONITI LATERALIS RADIX PRAEPARATA

本品为毛茛科植物乌头 Aconitum carmichaelii Debx. 的子根的炮制加工品。

【炮制】 选取个大的盐附子，洗净，浸漂，每日换水，至盐分漂尽，口尝微有麻舌感时取出，去皮，干燥；用姜汁浸润至汁液吸尽，蒸至透心，干燥至八成干；再按砂炒法（《中国药典》2020年版通则0213）炒至表面黄棕色至焦黄色，中央鼓起，取出，筛去砂粒，晾凉，即得。

每100kg盐附子，用干姜10kg（或生姜30kg）。

【性状】 本品呈圆锥形，长4～7cm，直径3～5cm。表面黄棕色至焦黄色，微有光泽；顶端凹陷，周围有瘤状突起。断面棕黄色或土黄色，呈蜂窝状。体轻，质松脆。有焦香气。

【鉴别】 取本品粉末2g，加氨试液3ml润湿，加乙醚25ml，超声处理30分钟，滤过，滤液挥干，残渣加二氯甲烷0.5ml使溶解，作为供试品溶液。另取苯甲酰新乌头原碱对照品、苯甲酰乌头原碱对照品、苯甲酰次乌头原碱对照品，加异丙醇－二氯甲烷（1∶1）分别制成每1ml各含1mg的混合溶液，作为对照品溶液（单酯型生物碱）。照薄层色谱法（《中国药典》2020年版通则0502）试验，吸取供试品溶液和对照品溶液各10～15μl，分别点于同一硅胶G薄层板上，以正己烷－乙酸乙酯－甲醇（6.4∶3.6∶1）为展开剂，置氨蒸气饱和20分钟的展开缸内，展开，取出，晾干，喷以稀碘化铋钾试液。供试品色谱中，在与对照品色谱相应的位置上，显相同颜色的斑点。

【检查】 水分 不得过13.0%（《中国药典》2020年版通则0832 第二法）。

总灰分 不得过5.0%（《中国药典》2020年版通则2302）。

酸不溶性灰分 不得过5.0%（《中国药典》2020年版通则2302）。

双酯型生物碱 照〔含量测定〕项下色谱条件、供试品溶液的制备方法试验。

对照品溶液的制备 取新乌头碱对照品、次乌头碱对照品、乌头碱对照品适量，精密称定,加异丙醇-二氯甲烷(1∶1)混合溶液制成每1ml各含5µg的混合溶液,即得。

测定法 分别精密吸取上述对照品溶液与〔含量测定〕项下的供试品溶液各10µl,注入液相色谱仪,测定,即得。

本品含双酯型生物碱以新乌头碱($C_{33}H_{45}NO_{11}$)、次乌头碱($C_{33}H_{45}NO_{10}$)和乌头碱($C_{34}H_{47}NO_{11}$)的总量计,不得过0.020%。

【浸出物】 照水溶性浸出物测定法(《中国药典》2020年版通则2201)项下的冷浸法测定,用水作溶剂,不得少于10.0%。

【含量测定】 照高效液相色谱法(《中国药典》2020年版通则0512)测定。

色谱条件与系统适用性试验 以十八烷基硅烷键合硅胶为填充剂;以乙腈-四氢呋喃(25∶15)为流动相A,以0.1mol/L醋酸铵溶液(每1 000ml加冰醋酸0.5ml)为流动相B,按下表中的规定进行梯度洗脱,检测波长为235nm。理论板数按苯甲酰新乌头原碱峰计算应不低于3 000。

时间(分钟)	流动相A(%)	流动相B(%)
0~48	15→26	85→74
48~49	26→35	74→65
49~58	35	65
58~65	35→15	65→85

对照品溶液的制备 取苯甲酰新乌头原碱对照品、苯甲酰乌头原碱对照品、苯甲酰次乌头原碱对照品适量,精密称定,加异丙醇-二氯甲烷(1∶1)混合溶液制成每1ml各含10µg的混合溶液,即得。

供试品溶液的制备 取本品粉末(过三号筛)约2g,精密称定,置具塞锥形瓶中,加氨试液3ml,精密加入异丙醇-乙酸乙酯(1∶1)混合溶液50ml,称定重量,超声处理(功率300W,频率40kHz,水温在25℃以下)30分钟,放冷,再称定重量,用异丙醇-乙酸乙酯(1∶1)混合溶液补足减失的重量,摇匀,滤过。精密量取续滤液25ml,40℃以下减压回收溶剂至干,残渣精密加入异丙醇-二氯甲烷(1∶1)混合溶液3ml溶解,滤过,取续滤液,即得。

测定法 分别精密吸取对照品溶液与供试品溶液各10µl,注入液相色谱仪,测定,即得。

本品按干燥品计算,含苯甲酰新乌头原碱($C_{31}H_{43}NO_{10}$)、苯甲酰乌头原碱($C_{32}H_{45}NO_{10}$)和苯甲酰次乌头原碱($C_{31}H_{43}NO_9$)的总量,不得少于0.010%。

【性味与归经】 辛、甘，热。归心、肾、脾经。

【功能与主治】 补火助阳，散寒止痛。用于心阳不足，胸痹心痛，虚寒吐泻，脘腹冷痛，肾阳虚衰，阳痿宫冷，阴寒水肿，阳虚外感，寒湿痹痛。

【炮制作用】 炮天雄补肾助阳作用显著。

【用法与用量】 3～15g，先煎，久煎。

【注意】 孕妇慎用；不宜与半夏、瓜蒌、瓜蒌子、瓜蒌皮、天花粉、川贝母、浙贝母、平贝母、伊贝母、湖北贝母、白蔹、白及同用。

【贮藏】 置阴凉干燥处，防潮。

起草单位：广州采芝林药业有限公司
　　　　　广州白云山中药饮片有限公司
　　　　　梅州广药采芝林药业有限公司
　　　　　广东省中医院
　　　　　广东汉潮中药科技有限公司
复核单位：广东省药品检验所

鸡 蛋 壳

Jidanke

GALLI OVI CHORION

本品为雉科动物家鸡 *Gallus gallus domesticus* Brisson 所产卵的外壳的炮制加工品。

【炮制】 取鸡蛋去蛋黄和蛋清后收集蛋壳，洗净，晾干。

【性状】 本品呈半卵形或半椭圆形，直径3～5cm，壳厚约0.5mm。多破碎。外表面白色、微黄色或红棕色，内面有一层白色膜衣，可剥离。体轻，质硬而脆，易破碎。气微腥，味淡。

【鉴别】 取本品粉末1g，加稀盐酸溶液5ml，应逐渐溶解并有气泡产生。

【检查】 水分 不得过3.0%（《中国药典》2020年版通则0832 第二法）。

【性味与归经】 淡，平。归胃、肝、肾经。

【功能与主治】 收敛，制酸，壮骨，止血，明目。主治胃脘痛，反胃，小儿佝偻病，各种出血，目生翳膜，疳疮痘毒。

【用法与用量】 1～6g或供制剂使用。

【贮藏】 置干燥处。

起草单位：广州诺金制药有限公司
复核单位：广东省中药研究所检测中心

罗汉果（块）

Luohanguo（Kuai）

SIRAITIAE FRUCTUS

本品为葫芦科植物罗汉果 Siraitia grosvenorii（Swingle）C. Jeffrey ex A. M. Lu et Z. Y. Zhang 的干燥果实的炮制加工品。

【炮制】 取净罗汉果，破碎成小块。

【性状】 本品呈不规则块状，1～2cm大小。果皮薄，表面褐色、黄褐色或绿褐色，有深色斑块和黄色柔毛，体轻，质脆。果瓤（中、内果皮）海绵状，浅棕色。种子扁圆形，多数，长约1.5cm，宽约1.2cm；浅红色至棕红色，两面中间微凹陷，四周有放射状沟纹，边缘有槽。气微，味甜。

【鉴别】 （1）本品粉末棕褐色。果皮石细胞大多成群，黄色，方形或卵圆形，直径7～38μm，壁厚，孔沟明显。种皮石细胞类长方形或不规则形，壁薄，具纹孔。纤维长梭形，直径16～42μm，胞腔较大，壁孔明显。可见梯纹导管和螺纹导管。薄壁细胞不规则形，具纹孔。

（2）取本品粉末1g，加水50ml，超声处理30分钟，滤过，取滤液20ml，加正丁醇振摇提取2次，每次20ml，合并正丁醇液，减压蒸干，残渣加甲醇1ml使溶解，作为供试品溶液。另取罗汉果对照药材1g，同法制成对照药材溶液。再取罗汉果皂苷Ⅴ对照品，加甲醇制成每1ml含1mg的溶液，作为对照品溶液。照薄层色谱法（《中国药典》2020年版通则0502）试验，吸取上述三种溶液各5μl，分别点于同一硅胶G薄层板上，以正丁醇-乙醇-水（8∶2∶3）为展开剂，展开，取出，晾干，喷以2%香草醛的10%硫酸乙醇溶液，加热至斑点显色清晰。供试品色谱中，在与对照药材色谱和对照品色谱相应的位置上，显相同颜色的斑点。

【检查】 水分　不得过15.0%（《中国药典》2020年版通则0832 第二法）。

总灰分　不得过5.0%（《中国药典》2020年版通则2302）。

【浸出物】 照水溶性浸出物测定法(《中国药典》2020年版通则2201)项下的热浸法测定,不得少于30.0%。

【含量测定】 照高效液相色谱法(《中国药典》2020年版通则0512)测定。

色谱条件与系统适用性试验 以十八烷基硅烷键合硅胶为填充剂;以乙腈-水(23:77)为流动相;检测波长为203nm。理论板数按罗汉果皂苷Ⅴ峰计算应不低于3 000。

对照品溶液的制备 取罗汉果皂苷Ⅴ对照品适量,精密称定,加流动相制成每1ml含0.2mg的溶液,即得。

供试品溶液的制备 取本品粉末(过四号筛)约0.5g,精密称定,置具塞锥形瓶中,精密加入甲醇50ml,称定重量,加热回流2小时,放冷,再称定重量,用甲醇补足减失的重量,摇匀,滤过。精密量取续滤液20ml,回收溶剂至干,加水10ml溶解,通过大孔吸附树脂柱AB-8(内径为1cm,柱高为10cm),以水100ml洗脱,弃去水液,再用20%乙醇100ml洗脱,弃去洗脱液,继用稀乙醇100ml洗脱,收集洗脱液,回收溶剂至干,残渣加流动相使溶解,转移至10ml量瓶中,用流动相稀释至刻度,摇匀,即得。

测定法 分别精密吸取对照品溶液与供试品溶液各10μl,注入液相色谱仪,测定,即得。

本品按干燥品计算,含罗汉果皂苷Ⅴ($C_{60}H_{102}O_{29}$)不得少于0.50%。

【性味与归经】 甘,凉。归肺、大肠经。

【功能与主治】 清热润肺,利咽开音,滑肠通便。用于肺热燥咳,咽痛失音,肠燥便秘。

【用法与用量】 9~15g。

【贮藏】 置干燥处,防霉,防蛀。

起草单位:国药集团冯了性(佛山)药材饮片有限公司
广东南粤检测有限公司
复核单位:广东省药品检验所

金钗石斛（片）

Jinchaishihu（Pian）

DENDROBII NOBILIS CAULIS CONSISUS

本品为兰科植物金钗石斛 *Dendrobium nobile* Lindl. 的干燥茎的炮制加工品。

【炮制】 取金钗石斛，除去残根及杂质，洗净，斜切成片，干燥。

【性状】 本品呈不规则片状或类椭圆形片状，宽0.4～0.6cm，长2～4cm，表面金黄色或黄中带绿色，有深纵沟，有的可见棕褐色的节。切面黄白色或灰黄色，有多数散在的筋脉点。气微，味苦，嚼之有黏性。

【鉴别】 （1）本品粉末灰绿色或灰黄色。角质层碎片黄色；表皮细胞表面观呈长多角形或类多角形，垂周壁连珠状增厚。束鞘纤维成束或离散，长梭形或细长，壁较厚，纹孔稀少，周围具排成纵行的含硅质块的小细胞。木纤维细长，末端尖或钝圆，壁稍厚。网纹导管、梯纹导管或具缘纹孔导管直径12～50μm。草酸钙针晶成束或散在。

（2）取本品粉末1g，加甲醇10ml，超声处理30分钟，滤过，滤液作为供试品溶液。另取石斛碱对照品，加甲醇制成每1ml含1mg的溶液，作为对照品溶液。照薄层色谱法（《中国药典》2020年版通则0502）试验，吸取供试品溶液20μl、对照品溶液5μl，分别点于同一硅胶G薄层板上，以石油醚（60～90℃）-丙酮（7∶3）为展开剂，展开，取出，晾干，喷以碘化铋钾试液。供试品色谱中，在与对照品色谱相应的位置上，显相同颜色的斑点。

【检查】 水分　不得过12.0%（《中国药典》2020年版通则0832　第二法）。

总灰分　不得过5.0%（《中国药典》2020年版通则2302）。

【含量测定】 照气相色谱法（《中国药典》2020年版通则0521）测定。

色谱条件与系统适用性试验　DB-1毛细管柱（100%二甲基聚硅氧烷为固定相）（柱长为30m，内径为0.25mm，膜厚度为0.25μm），程序升温：初始温度为80℃，以每分钟10℃的速率升温至250℃，保持5分钟；进样口温度为250℃，检测器温度为250℃。理论板数按石斛碱峰计算应不低于10 000。

校正因子测定 取萘对照品适量，精密称定，加甲醇制成每1ml含25μg的溶液，作为内标溶液。取石斛碱对照品适量，精密称定，加甲醇制成每1ml含50μg的溶液，作为对照品溶液。精密量取对照品溶液2ml，置5ml量瓶中，精密加入内标溶液1ml，用甲醇稀释至刻度，摇匀，吸取1μl，注入气相色谱仪，计算校正因子。

测定法 取本品粉末（过三号筛）约0.25g，精密称定，置圆底烧瓶中，精密加入0.05%甲酸的甲醇溶液25ml，称定重量，加热回流3小时，放冷，再称定重量，用0.05%甲酸的甲醇溶液补足减失的重量，摇匀，滤过。精密量取续滤液2ml，置5ml量瓶中，精密加入内标溶液1ml，用甲醇稀释至刻度，摇匀，吸取1μl，注入气相色谱仪，测定，即得。

本品按干燥品计算，含石斛碱（$C_{16}H_{25}NO_2$）不得少于0.40%。

【**性味与归经**】 甘，微寒。归胃、肾经。

【**功能与主治**】 益胃生津，滋阴清热。用于热病津伤，口干烦渴，胃阴不足，食少干呕，病后虚热不退，阴虚火旺，骨蒸劳热，目暗不明，筋骨痿软。

【**用法与用量**】 6~12g。

【**贮藏**】 置通风干燥处，防潮，防蛀。

起草单位：广东省中药研究所检测中心
　　　　　广州同康药业有限公司
复核单位：桂林联勤保障中心药品仪器监督检验站

盐金樱子

Yanjinyingzi

ROSAE LAEVIGATAE FRUCTUS SALATUS

本品为蔷薇科植物金樱子 Rosa laevigata Michx. 的干燥成熟果实经蒸制干燥后的炮制加工品。

【炮制】 取金樱子肉，用食盐水拌匀，待水被吸尽后，蒸2~4小时，取出，晒干。每100kg金樱子，用食盐3kg。

【性状】 本品呈倒卵形纵剖瓣，长1.5~4.0cm，直径0.5~2cm。表面红褐色或红棕色，有凸起的棕色小点。顶端有花萼残基，下部渐尖。花托壁厚1~2mm，内面淡黄色，残存淡黄色绒毛。气微，味甘、咸、微涩。

【鉴别】 （1）横切面：外表皮细胞类方形或略径向延长，外壁及侧壁增厚，角质化；表皮上的刺痕纵切面细胞径向延长。皮层薄壁细胞壁稍厚，纹孔明显，含有油滴，并含橙黄色物，有的含草酸钙方晶和簇晶；纤维束散生于近皮层外侧；维管束多存在于皮层中部和内侧，外韧型，韧皮部外侧有纤维束，导管散在或呈放射状排列。内表皮细胞长方形，内壁增厚，角质化；有木化的非腺毛或具残基。

粉末淡红色。非腺毛单细胞或多细胞，长505~1 836 μm，直径16~31 μm，壁木化或微木化，表面常有螺旋状条纹，胞腔内含黄棕色物。表皮细胞多角形，壁厚，内含黄棕色物。草酸钙方晶多见，长方形或不规则形，直径16~39 μm；簇晶少见，直径27~66 μm。螺纹导管、网纹导管、环纹导管及具缘纹孔导管直径8~20 μm。薄壁细胞多角形，木化，具纹孔，含黄棕色物。纤维梭形或条形，黄色，长至1 071 μm，直径16~20 μm，壁木化。树脂块不规则形，黄棕色，半透明。

（2）取本品粉末2g，加乙醇30ml，超声处理30分钟，滤过，滤液蒸干，残渣加水20ml使溶解，用乙酸乙酯振摇提取2次，每次30ml，合并乙酸乙酯液，蒸干，残渣加甲醇2ml使溶解，作为供试品溶液。另取金樱子对照药材2g，同法制成对照药材溶液。照薄层色谱法

（《中国药典》2020年版通则0502）试验，吸取上述两种溶液各2μl，分别点于同一硅胶G薄层板上，以三氯甲烷-乙酸乙酯-甲醇-甲酸（5∶5∶1∶0.1）为展开剂，展开，取出，晾干，喷以10%硫酸乙醇溶液，在105℃加热至斑点显色清晰。供试品色谱中，在与对照药材色谱相应的位置上，显相同颜色的斑点。

【检查】 水分　不得过18.0%（《中国药典》2020年版通则0832 第二法）。

总灰分　不得过5.0%（《中国药典》2020年版通则2302）。

【含量测定】 对照品溶液的制备　取经105℃干燥至恒重的无水葡萄糖60mg，精密称定，置100ml量瓶中，加水溶解并稀释至刻度，摇匀，即得（每1ml中含无水葡萄糖0.6mg）。

标准曲线的制备　精密量取对照品溶液0.5ml、1.0ml、1.5ml、2.0ml、2.5ml，分别置50ml量瓶中，各加水至刻度，摇匀。分别精密量取上述溶液2ml，置具塞试管中，各精密加4%苯酚溶液1ml，混匀，迅速精密加入硫酸7ml，摇匀，置40℃水浴中保温30分钟，取出，置冰水浴中放置5分钟，取出，以相应试剂为空白，照紫外-可见分光光度法（《中国药典》2020年版通则0401），在490nm的波长处测定吸光度，以吸光度为纵坐标，浓度为横坐标，绘制标准曲线。

测定法　取金樱子肉粗粉约0.5g，精密称定，置具塞锥形瓶中，精密加水50ml，称定重量，静置1小时，加热回流1小时，放冷，再称定重量，用水补足减失的重量，摇匀，滤过，精密量取续滤液1ml，置100ml量瓶中，用水稀释至刻度，摇匀，精密量取25ml，置50ml量瓶中，加水至刻度，摇匀，精密量取2ml，置具塞试管中，照标准曲线的制备项下的方法，自"各精密加4%苯酚溶液1ml"起，依法测定吸光度，从标准曲线上读出供试品溶液中金樱子多糖的浓度，计算，即得。

本品金樱子肉按干燥品计算，含金樱子多糖以无水葡萄糖（$C_6H_{12}O_6$）计，不得少于25.0%。

【性味与归经】 酸、甘、涩，平。归肾、膀胱、大肠经。

【功能与主治】 固精缩尿，固崩止带，涩肠止泻。用于遗精滑精，遗尿尿频，崩漏带下，久泻久痢。

【炮制作用】 引药入肾，增强涩精作用。

【用法与用量】 6~12g。

【贮藏】 置通风干燥处，防蛀。

起草单位：广东心宝药业科技有限公司
复核单位：广东省药品检验所

盐 狗 脊

Yangouji

CIBOTII RHIZOMA SALATUM

本品为蚌壳蕨科植物金毛狗脊 Cibotium barometz（L.）J. Sm. 的干燥根茎的炮制加工品。

【炮制】 取净狗脊，用食盐水拌匀，待食盐水被吸尽后，蒸3小时，取出，切片，晒干。

每100kg狗脊，用食盐2kg。

【性状】 本品呈片状，长5~20cm，直径2~10cm，厚1.5~5mm。切面黑棕色或黄棕色，近边缘1~4mm处有1条隆起的棕黄色木质部环纹或条纹，边缘不整齐，偶有金黄色绒毛残留。质坚硬。

【鉴别】 （1）本品横切面：表皮细胞1列，残存金黄色的非腺毛。其内有10余列棕黄色厚壁细胞，壁孔明显。木质部排列成环，由管胞组成，其内外均有韧皮部和内皮层。皮层和髓均由薄壁细胞组成，细胞充满淀粉粒，有的含黄棕色物。

（2）取本品粉末2g，加甲醇50ml，超声处理30分钟，滤过，滤液蒸干，残渣加甲醇1ml使溶解，作为供试品溶液。另取狗脊对照药材2g，同法制成对照药材溶液。照薄层色谱法（《中国药典》2020年版通则0502）试验，吸取供试品溶液3~6μl，对照药材溶液4μl，分别点于同一硅胶G薄层板上，使成条状，以甲苯-三氯甲烷-乙酸乙酯-甲酸（3:5:6:1）为展开剂，展开，取出，晾干，喷以2%三氯化铁溶液-1%铁氰化钾溶液（1:1）（临用配制），放置至斑点显色清晰。供试品色谱中，在与对照药材色谱相应的位置上，显相同颜色的斑点。

【检查】 水分 不得过13.0%（《中国药典》2020年版通则0832 第二法）。

总灰分 不得过5.0%（《中国药典》2020年版通则2302）。

【**浸出物**】 照醇溶性浸出物测定法（《中国药典》2020年版通则2201）项下的热浸法测定，用稀乙醇作溶剂，不得少于20.0%。

【**性味与归经**】 苦、甘，温。归肝、肾经。

【**功能与主治**】 祛风湿，补肝肾，强腰膝。用于风湿痹痛，腰膝酸软，下肢无力。

【**炮制作用**】 引药入肝、肾经。

【**用法与用量**】 6～12g。

【**贮藏**】 置通风干燥处，防潮。

起草单位：广东心宝药业科技有限公司
　　　　　广州悦康生物制药有限公司
复核单位：梅州市食品药品监督检验所

卷柏（个）

Juanbai（Ge）

SELAGINELLAE HERBA

本品为卷柏科植物卷柏 Selaginella tamariscina（Beauv.）Spring 的干燥全草的炮制加工品。

【炮制】 除去须根及杂质。

【性状】 本品卷缩似拳状，长3～10cm。枝丛生，扁而有分枝，绿色或棕黄色，向内卷曲，枝上密生鳞片状小叶，叶先端具长芒。中叶（腹叶）两行，斜向上排列，叶缘膜质，有不整齐的细锯齿；背叶（侧叶）背面的膜质边缘常呈棕黑色。基部残留棕色至棕褐色须根，散生或聚生成短干状。质脆，易折断。气微，味淡。

【鉴别】（1）本品粉末绿色至黄褐色。叶缘细胞狭长，向外突出呈齿状或长毛状，齿芽常由2～3个尖形狭长的细胞并列组成，长可达1 000μm以上。叶表皮细胞类方形或类长方形，垂周壁近平直，气孔不定式，多同向排列。孢子棕黄色或红棕色，类圆形或类三角形，直径17～77μm，表面具不规则瘤状突起。管胞为梯纹。

（2）取本品粉末2g，加甲醇50ml，加热回流1小时，滤过，滤液蒸干，残渣加无水乙醇3ml使溶解，作为供试品溶液。另取卷柏对照药材2g，同法制成对照药材溶液。照薄层色谱法（《中国药典》2020年版通则0502）试验，吸取上述两种溶液各3μl，分别点于同一硅胶G薄层板上，以异丙醇-浓氨试液-水（13:1:1）为展开剂，展开，取出，晾干，喷以2%三氯化铝甲醇溶液，置紫外光灯（365nm）下检视。供试品色谱中，在与对照药材色谱相应的位置上，显相同颜色的荧光斑点。

【检查】 水分　不得过10.0%（《中国药典》2020年版通则0832　第二法）。

灰分　不得过15.0%（《中国药典》2020年版通则2302）。

酸不溶性灰分　不得过11.0%（《中国药典》2020年版通则2302）。

【含量测定】 照高效液相色谱法（《中国药典》2020年版通则0512）测定。

色谱条件与系统适用性试验 以十八烷基硅烷键合硅胶为填充剂；以甲醇为流动相A，以0.1%磷酸溶液为流动相B，按下表中的规定进行梯度洗脱；检测波长为330nm。理论板数按穗花杉双黄酮峰计算应不低于3 000。

时间（分钟）	流动相A（%）	流动相B（%）
0～30	60	40
30～45	60→85	40→15

对照品溶液的制备 取穗花杉双黄酮对照品适量，精密称定，加甲醇制成每1ml含0.1mg的溶液，即得。

供试品溶液的制备 取本品粉末（过三号筛）约0.2g，精密称定，置具塞锥形瓶中，精密加入甲醇50ml，称定重量，加热回流5小时，放冷，再称定重量，用甲醇补足减失的重量，摇匀，滤过，取续滤液，即得。

测定法 分别精密吸取对照品溶液10μl与供试品溶液20μl，注入液相色谱仪，测定，即得。

本品按干燥品计算，含穗花杉双黄酮（$C_{30}H_{18}O_{10}$）不得少于0.30%。

【**性味与归经**】 辛，平。归肝、心经。

【**功能与主治**】 活血通经。用于经闭痛经，癥瘕痞块，跌扑损伤。

【**用法与用量**】 5～10g。

【**注意**】 孕妇慎用。

【**贮藏**】 置干燥处。

起草单位：广东大翔中药制药有限公司
广州悦康生物制药有限公司
复核单位：广东省药品检验所

茯 神

Fushen

PORIA CUM RADICEM PINI

本品为多孔菌科真菌茯苓 *Poria cocos*（Schw.）Wolf 的干燥菌核中间抱有松根或松枝白色部分的炮制加工品。

【炮制】 除去杂质，或大块切成小块、片，干燥。

【性状】 本品呈不规则的块状或片状。菌核白色、淡红色或淡棕色，质坚实，断面颗粒性，有的具裂隙，偶见残留外皮。松根或松枝呈棕黄色，断面可见年轮纹理。气微，味淡。

【鉴别】 （1）本品粉末灰黄白色。不规则颗粒状团块和分枝状团块无色，遇水合氯醛液渐溶化。菌丝无色或淡棕色，细长，稍弯曲，有分枝。管胞直径50～90μm，壁厚，有时可见具缘纹孔，纹孔呈两行相对排列或一行单列。纤维管胞直径35～60μm，具单斜纹孔。

（2）取本品粉末少量，加碘化钾碘试液1滴，显深红色。

【检查】 水分　不得过18.0%（《中国药典》2020年版通则0832　第二法）。

总灰分　不得过2.5%（《中国药典》2020年版通则2302）。

二氧化硫残留量　照二氧化硫残留量测定法（《中国药典》2020年版通则2331）测定，不得过150mg/kg。

【浸出物】 照醇溶性浸出物测定法（《中国药典》2020年版通则2201）项下的热浸法测定，用稀乙醇作溶剂，不得少于2.5%。

【含量测定】 对照品溶液的制备　取无水葡萄糖对照品适量，精密称定，加水制成每1ml含无水葡萄糖0.10mg的溶液，即得。

标准曲线的制备　精密量取对照品溶液0.2ml、0.4ml、0.6ml、0.8ml、1.0ml，分别置10ml具塞试管中，各加水至2.0ml。分别精密加入5%苯酚溶液1ml，摇匀，迅速精密加入硫酸5.0ml，摇匀，放置10分钟后，置40℃水浴中保温15分钟，取出后迅速冷却至室温。以相应试剂为空白，照紫外-可见分光光度法（《中国药典》2020年版通则0401），在490nm的波长处测定吸光度，以吸光度为纵坐标，浓度为横坐标，绘制标准曲线。

测定法 取本品粗粉约1g，精密称定，加80％乙醇100ml，加热回流2小时，趁热过滤，滤渣与滤器用热80％乙醇洗涤3次，每次10ml，弃去乙醇液，将滤渣连同滤纸置烧瓶中，加水150ml，加热回流2小时，取出，趁热滤过，滤液置250ml量瓶中，烧瓶和滤纸用热水适量洗涤4次，洗液并入同一量瓶中，放冷，用水稀释至刻度，摇匀。精密量取1ml，置10ml具塞试管中，照标准曲线的制备项下的方法，自"各加水至2ml"起，依法测定吸光度，从标准曲线上读出供试品溶液中含无水葡萄糖的浓度，计算，即得。

本品按干燥品计算，含茯苓多糖以无水葡萄糖（$C_6H_{12}O_6$）计，不得少于1.0％。

【**性味与归经**】 甘、淡，平。归心、脾经。

【**功能与主治**】 宁心安神，利水。用于心神不安，惊悸健忘，惊痫，小便不利。

【**用法与用量**】 6～12g。

【**贮藏**】 置干燥处，防潮。

起草单位：康美药业股份有限公司
复核单位：广州市药品检验所

胡黄连（段）

Huhuanglian（Duan）

PICRORHIZAE RHIZOMA CONCISUM

本品为玄参科植物胡黄连 *Picrorhiza scrophulariiflora* Pennell 的干燥根茎的炮制加工品。

【炮制】 除去杂质，洗净，润透，切段，干燥。

【性状】 本品为圆柱形的段，长1~3cm，直径0.3~1.0cm。表面灰棕色至暗棕色，粗糙，有较密的环状节，具稍隆起的芽痕或根痕，上端密被暗棕色鳞片状的叶柄残基。切面淡棕色至暗棕色，木部有4~10个类白色点状维管束排列成环。气微，味极苦。

【鉴别】 （1）取本品粉末0.5g，置适宜器皿中，60~80℃升华4小时，置显微镜下观察，可见针状、针簇状、棒状、板状结晶及黄色球状物。

（2）取〔鉴别〕（1）项下的升华物，加三氯甲烷数滴使溶解，作为供试品溶液。另取香草酸对照品、肉桂酸对照品，加三氯甲烷制成每1ml各含1mg的混合溶液，作为对照品溶液。照薄层色谱法（《中国药典》2020年版通则0502）试验，吸取上述两种溶液各5μl，分别点于同一硅胶GF_{254}薄层板上，以正己烷-乙醚-冰醋酸（5:5:0.1）为展开剂，展开，取出，晾干，置紫外光灯（254nm）下检视。供试品色谱中，在与对照品色谱相应的位置上，显相同颜色的斑点。

【检查】 水分 不得过13.0%（《中国药典》2020年版通则0832 第二法）。

总灰分 不得过7.0%（《中国药典》2020年版通则2302）。

酸不溶性灰分 不得过3.0%（《中国药典》2020年版通则2302）。

【浸出物】 照醇溶性浸出物测定法（《中国药典》2020年版通则2201）项下的热浸法测定，用乙醇作溶剂，不得少于30.0%。

【含量测定】 照高效液相色谱法（《中国药典》2020年版通则0512）测定。

色谱条件与系统适用性试验 以十八烷基硅烷键合硅胶为填充剂；以甲醇-水-磷酸（35:65:0.1）为流动相；检测波长为275nm。理论板数按胡黄连苷Ⅱ峰计算应不低于3 000。

对照品溶液的制备 取胡黄连苷Ⅰ对照品、胡黄连苷Ⅱ对照品适量，精密称定，加甲醇制成每1ml各含40μg的混合溶液，即得。

供试品溶液的制备 取本品粉末（过三号筛）约0.1g，精密称定，置具塞锥形瓶中，精密加入甲醇50ml，称定重量，超声处理（功率250W，频率33kHz）30分钟，放冷，再称定重量，用甲醇补足减失的重量，摇匀，滤过，精密量取续滤液1ml，置5ml量瓶中，用甲醇稀释至刻度，摇匀，即得。

测定法 分别精密吸取对照品溶液与供试品溶液各10μl，注入液相色谱仪，测定，即得。

本品按干燥品计算，含胡黄连苷Ⅰ（$C_{24}H_{28}O_{11}$）与胡黄连苷Ⅱ（$C_{23}H_{28}O_{13}$）的总量不得少于9.0%。

【性味与归经】 苦，寒。归肝、胃、大肠经。

【功能与主治】 退虚热，除疳热，清湿热。用于骨蒸潮热，小儿疳热，湿热泻痢，黄疸尿赤，痔疮肿痛。

【用法与用量】 3～10g。

【贮藏】 置干燥处。

起草单位：国药集团冯了性（佛山）药材饮片有限公司
复核单位：佛山市食品药品检验检测中心

胡椒根（段）

Hujiaogen（Duan）

PIPERIS RADIX CONCISA

本品为胡椒科植物胡椒 *Piper nigrum* L. 的干燥根的炮制加工品。

【炮制】 除去杂质，洗净，稍润，切长段，干燥。

【性状】 本品呈不规则圆柱形段状，长1～1.5cm，直径0.3～3cm。表面灰褐色或深褐色，具纵皱纹。断面有红褐色环，木心较大，具放射状纹理，灰黄色。质坚硬，不易折断。气特异，味辛辣。

【检查】 水分 不得过13.0%（《中国药典》2020年版通则0832 第二法）。

总灰分 不得过14.0%（《中国药典》2020年版通则2302）。

【性味】 辛，热。

【功能与主治】 温中散寒，下气止痛，止泻，开胃，解毒。用于风寒湿痹，脘腹冷痛，气阻失畅。

【用法与用量】 9～15g。

【贮藏】 置阴凉干燥处，防蛀。

起草单位：广东大翔中药制药有限公司
　　　　　广东南粤检测有限公司
复核单位：广东省药品检验所

南 大 青 叶

Nandaqingye

BAPHICACANTHIS CUSIAE FOLIUM

本品为爵床科植物马蓝 Baphicacanthus cusia（Nees）Bremek. 的干燥叶和带叶嫩枝的炮制加工品。

【炮制】 除去杂质；或抢水洗净，切碎，干燥。

【性状】 本品多皱缩、破碎，完整者展平后呈椭圆形或倒卵状椭圆形，长3～25cm，宽1.5～10cm。表面灰绿色至墨绿色，叶端短尖，基部楔形下延，多对称，叶缘有细小浅锯齿；侧脉6～8对，叶柄长1～3cm。嫩枝四棱或扁四棱形，常密被褐色毛，直径小于0.5cm，节稍膨大。质脆、易碎。气微清香，味微涩而苦。

【鉴别】 （1）本品叶表面观：上、下表皮细胞多角形，上表皮垂周壁平直，下表皮垂周壁平直或微波状。气孔直轴式，少数不等式、不定式等。含钟乳体晶细胞较多，钟乳体多呈棒形。叶肉组织中多含蓝色颗粒状物。腺鳞头部4～8个细胞。非腺毛由2～10个细胞单列组成，壁上多具疣状突起，偶有分支。

（2）取本品粉末1g，加0.5mol/L盐酸20ml，超声处理两次，每次20分钟，滤过，合并两次滤液，加适量氢氧化钠试液，调pH值至10，振摇，静置片刻，加二氯甲烷，振摇提取2次（每次30ml），合并二氯甲烷液，低温回收溶剂至干，残渣加1ml二氯甲烷使溶解，作为供试品溶液。另取靛蓝对照品、靛玉红对照品适量，加二氯甲烷制成每1ml各含0.1mg的混合溶液，作为对照品溶液。照薄层色谱法（《中国药典》2020年版通则0502）试验，吸取上述两种溶液各10～15μl，分别条带状点于同一硅胶G薄层板上，以甲苯-三氯甲烷-丙酮（5:4:1）为展开剂，展开，取出，晾干。立即观察。供试品色谱中，在与对照品色谱相应的位置上，显相同的蓝色斑点和浅紫红色斑点。

【检查】 水分　不得过14.0%（《中国药典》2020年版通则0832　第二法）。

酸不溶性灰分　不得过2.0%（《中国药典》2020年版通则2302）。

【浸出物】 照醇溶性浸出物测定法（《中国药典》2020年版通则2201）项下的热浸法测定，用乙醇作溶剂，不得少于9.0%。

【含量测定】 照高效液相色谱法（《中国药典》2020年版通则0512）测定。

色谱条件与系统适用性试验　以十八烷基硅烷键合硅胶为填充剂；以乙腈为流动相A，水为流动相B，按下表中的规定进行梯度洗脱；检测波长为289nm。理论板数按靛蓝峰计算应不低于5 000。

时间（分钟）	流动相A（%）	流动相B（%）
0～10	5→60	95→40
10～20	60	40

对照品溶液的制备　取靛蓝对照品适量，精密称定，加2%水合氯醛的三氯甲烷溶液（取水合氯醛，置硅胶干燥器中放置24小时，称取2.0g，加三氯甲烷至100ml，放置，出现浑浊，加适量无水硫酸钠，静置过夜，滤过，即得），超声处理（功率250W，频率33kHz）30分钟，取出，放冷至室温，静置2小时，用2%水合氯醛的三氯甲烷溶液稀释至刻度，制成每1ml中含10μg的溶液，即得。

供试品溶液的制备　取本品粉末（过三号筛）约0.1g，精密称定，置200ml圆底烧瓶中，精密加入2%水合氯醛的三氯甲烷溶液50ml，称定重量，加热回流1小时，放冷后，再称定重量，用2%水合氯醛的三氯甲烷溶液补足减失的重量，摇匀，滤过，取续滤液，即得。

测定法　分别精密吸取对照品溶液与供试品溶液各10μl，注入液相色谱仪，测定，即得。

本品按干燥品计算，含靛蓝（$C_{16}H_{10}N_2O_2$）计，不得少于0.45%。

【性味与归经】 苦，寒。归心、胃经。

【功能与主治】 清热，解毒，凉血。用于温病发热，发斑发疹，风热感冒，咽喉肿痛，肺炎，流行性感冒及腮腺炎，肺炎，乙型脑炎，丹毒，痈肿等。

【用法与用量】 9～15g。

【贮藏】 置通风干燥处，防霉。

起草单位：广州市药品检验所
复核单位：广东省药品检验所

南 山 楂

Nanshanzha

CRATAEGI CUNEATAE FRUCTUS

本品为蔷薇科植物野山楂 Crataegus cuneata Sieb. et Zucc. 的干燥成熟果实的炮制加工品。

【炮制】 除去杂质。

【性状】 本品呈类球形，直径0.8～1.4cm。表面红棕色至棕色，有细密皱纹。顶端凹陷或有宿存花萼，基部有果梗或已脱落。质坚硬。果肉薄，棕红色，有种子3～5粒，种子内侧两面平滑。气微，味微酸涩。

【鉴别】 本品粉末红棕色至棕色。石细胞单个散在或成群，无色或淡黄色，长圆形或不规则形，直径19～125μm，孔沟及层纹明显，有的胞腔内含深棕色物。草酸钙方晶众多，草酸钙簇晶少见。

【检查】 水分　不得过13.0%（《中国药典》2020年版通则0832　第二法）。

总灰分　不得过4.0%（《中国药典》2020年版通则2302）。

【浸出物】 照醇溶性浸出物测定法（《中国药典》2020年版通则2201）项下的热浸法测定，用稀乙醇作溶剂，不得少于14.0%。

【性味与归经】 酸、甘，微温。归脾、胃、肝经。

【功能与主治】 消食化积，行气散瘀，收敛止泻。用于食滞不化，脘腹胀满，泻痢腹痛，瘀血经闭，产后瘀阻，心腹刺痛，疝气疼痛，高脂血症。

【用法与用量】 9～12g。

【贮藏】 置通风干燥处，防蛀。

起草单位：国药集团冯了性（佛山）药材饮片有限公司
　　　　　广东南粤检测有限公司
复核单位：佛山市食品药品检验检测中心

南 杏 仁

Nanxingren

ARMENIACAE SEMEN DULCE

本品为蔷薇科植物杏 Prunus armeniaca L. 或山杏 Prunus armeniaca L. var. ansu Maxim. 及其栽培变种的味甜的干燥成熟种子的炮制加工品。

【炮制】 除去杂质，筛去灰屑。

【性状】 本品呈扁心形。表面淡黄棕色，一端尖，另一端钝圆，肥厚，左右略对称，密布纵行不规则皱纹，尖端一侧有短线形种脐，圆端合点处向上具多数深棕色的脉纹。种皮较厚。气微，味微甜。

【检查】 水分　不得过10.0%（《中国药典》2020年版通则0832　第二法）。

总灰分　不得过5.0%（《中国药典》2020年版通则2302）。

【浸出物】 照醇溶性浸出物测定法（《中国药典》2020年版通则2201）项下的热浸法测定，用乙醇作溶剂，不得少于15.0%。

【性味与归经】 甘，平。归肺、大肠经。

【功能与主治】 止咳，祛痰，润肺润肠。用于肺燥咳嗽，痰多，气喘，便秘。

【用法与用量】 4.5～9g。

【贮藏】 置通风干燥处，防蛀。

起草单位：广州市香雪制药股份有限公司
复核单位：湛江市食品药品检验所

姜 栀 子

Jiangzhizi

GARDENIAE FRUCTUS PRAEPARATUS CUM ZINGIBERE

本品为茜草科植物栀子 Gardenia jasminoides Ellis 的干燥成熟果实的炮制加工品。

【炮制】 取净栀子，置热锅内，炒至表面黄褐色，将生姜榨汁喷淋之，炒干，取出，晾凉。

每100kg净栀子，用生姜10kg。

【性状】 本品呈长卵形或椭圆形，长1.5～3.5cm，直径1.0～1.5cm。表面棕红色或红褐色，具有6条翅状纵棱，棱间常有1条明显的纵脉纹，并有分枝。顶端残存萼片，基部稍尖，有残留果梗。果皮薄而脆，略有光泽，内表面色较浅，有光泽，具2～3条隆起的假隔膜。种子多数，扁卵圆形，集结成团，深红色或红黄色，表面密具细小疣状突起。气微香，味微酸而苦。

【鉴别】 （1）本品粉末红棕色。内果皮石细胞类长方形、类圆形或类三角形，常上下层交错排列或纤维连结，直径14～34μm，长约至75μm，壁厚4～13μm；胞腔内常含草酸钙方晶。内果皮纤维细长，梭形，直径约10μm，长约至110μm，常交错、斜向镶嵌状排列。种皮石细胞黄色或淡棕色，长多角形、长方形或形状不规则，直径60～112μm，长至230μm，壁厚，纹孔甚大，胞腔棕红色。草酸钙簇晶直径19～34μm。

（2）取本品粉末1g，加50%甲醇10ml，超声处理40分钟，滤过，滤液作为供试品溶液。另取栀子对照药材1g，同法制成对照药材溶液。照薄层色谱法（《中国药典》2020年版通则0502）试验，吸取上述两种溶液各2μl，分别点于同一硅胶G薄层板上，以乙酸乙酯-丙酮-甲酸-水（5:5:1:1）为展开剂，展开，取出，晾干。供试品色谱中，在与对照药材色谱相应的位置上，显相同颜色的黄色斑点；再喷以10%硫酸乙醇溶液，在110℃加热至斑点显色清晰。供试品色谱中，在与对照药材色谱相应的位置上，显相同颜色的斑点。

【检查】 水分 不得过8.5%（《中国药典》2020年版通则0832 第二法）。

总灰分 不得过6.0%（《中国药典》2020年版通则2302）。

【**含量测定**】 照高效液相色谱法（《中国药典》2020年版通则0512）测定。

色谱条件与系统适用性试验 以十八烷基硅烷键合硅胶为填充剂；以乙腈-水（15∶85）为流动相；检测波长为238nm。理论板数按栀子苷峰计算应不低于1 500。

对照品溶液的制备 取栀子苷对照品适量，精密称定，加甲醇制成每1ml含30μg的溶液，即得。

供试品溶液的制备 取本品粉末（过四号筛）约0.1g，精密称定，置具塞锥形瓶中，精密加入甲醇25ml，称定重量，超声处理20分钟，放冷，再称定重量，用甲醇补足减失的重量，摇匀，滤过。精密量取续滤液10ml，置25ml量瓶中，用甲醇稀释至刻度，摇匀，即得。

测定法 分别精密称取对照品溶液与供试品溶液各10μl，注入液相色谱仪，测定，即得。

本品按照干燥品计算，含栀子苷（$C_{17}H_{24}O_{10}$）不得少于1.5%。

【**性味与归经**】 苦，寒。归心、肺、三焦经。

【**功能与主治**】 泻火除烦，清热利湿，凉血解毒。用于热病心烦，湿热黄疸，淋证涩痛，血热吐衄，目赤肿痛，火毒疮疡。

【**炮制作用**】 姜制温散而开痰，栀子经姜制可缓和寒性，并能增强除烦止呕等作用。

【**用法与用量**】 6～10g。

【**贮藏**】 置通风干燥处。

起草单位：广州诺金制药有限公司
广东南粤检测有限公司
复核单位：湛江市食品药品检验所

枸骨叶（丝）

Gouguye（Si）

ILICIS CORNUTAE FOLIUM CONCISUM

本品为冬青科植物枸骨 Ilex cornuta Lindl. ex Paxt. 的干燥叶的炮制加工品。秋季采收，除去杂质，晒干。

【炮制】 除去杂质，切成5～10mm的宽丝，即得。

【性状】 本品呈不规则的丝片状，宽5～10mm，有的可见硬刺齿，边缘稍反卷。上表面黄绿色或绿褐色，有光泽；下表面灰黄色或灰绿色。叶脉羽状，叶柄较短。革质，硬而厚。气微，味微苦。

【鉴别】 取本品粉末2g，加70％乙醇40ml，超声处理30分钟，滤过，滤液蒸干，残渣加水40ml使溶解，加三氯甲烷40ml振摇提取，弃去三氯甲烷液，水层加浓氨试液2ml，摇匀，再加水饱和的正丁醇40ml振摇提取，分取正丁醇液，浓缩至干，残渣加甲醇2ml使溶解，作为供试品溶液。另取枸骨叶对照药材2g，同法制成对照药材溶液。照薄层色谱法（《中国药典》2020年版通则0502）试验，吸取上述两种溶液各1μl，分别点于同一硅胶G薄层板上，以三氯甲烷-乙酸乙酯-甲醇-水（1∶3∶1∶0.3）为展开剂，展开，取出，晾干，喷以10％硫酸乙醇溶液，在105℃加热至斑点显色清晰。供试品色谱中，在与对照药材色谱相应的位置上，显相同颜色的斑点。

【检查】 水分 不得过8.0％（《中国药典》2020年版通则0832 第二法）。

总灰分 不得过6.0％（《中国药典》2020年版通则2302）。

【性味与归经】 苦，凉。归肝、肾经。

【功能与主治】 清热养阴，益肾，平肝。用于肺痨咯血，骨蒸潮热，头晕目眩。

【用法与用量】 9～15g。

【贮藏】 置干燥处。

起草单位：康美药业股份有限公司
复核单位：梅州市食品药品监督检验所

骨碎补（段）

Gusuibu（Duan）

DRYNARIAE RHIZOMA CONCISUM

本品为水龙骨科植物槲蕨 Drynaria fortunei（Kunze）J. Sm. 的干燥根茎的炮制加工品。

【炮制】 除去杂质，洗净，润透，切段，干燥，即得。

【性状】 本品呈扁平块状或段状。长0.5～7cm，宽1～1.5cm，厚0.2～0.5cm。表面深棕色至棕褐色，常残留细小棕褐色或暗褐色的鳞片，两侧及上表面均具凸起或凹下的圆形叶痕，少数有叶柄残基残留。体轻，质脆，易折断，断面红棕色，维管束呈黄色点状，排列成环。气微，味淡、微涩。

【鉴别】 （1）本品横切面：表皮细胞1列，外壁稍厚。鳞片基部着生于表皮凹陷处，由3～4列细胞组成；内含类棕红色色素。维管束周韧型，17～28个排列成环；各维管束外周有内皮层，可见凯氏点；木质部管胞类多角形。

粉末棕褐色。鳞片碎片棕黄色或棕红色，体部细胞呈长条形或不规则形，直径13～86μm，壁稍弯曲或平直，边缘常有毛状物，两细胞并生，先端分离；柄部细胞形状不规则。基本组织细胞微木化，孔沟明显，直径37～101μm。

（2）取本品粉末0.5g，加甲醇30ml，加热回流1小时，放冷，滤过，滤液蒸干，残渣加甲醇1ml使溶解，作为供试品溶液。另取骨碎补对照药材0.5g，同法制成对照药材溶液。再取柚皮苷对照品，加甲醇制成每1ml含0.5mg的溶液，作为对照品溶液。照薄层色谱法（《中国药典》2020年版通则0502）试验，吸取上述三种溶液各4μl，分别点于同一硅胶G薄层板上，以甲苯-乙酸乙酯-甲酸-水（1:12:2.5:3）的上层溶液为展开剂，展开，取出，晾干，喷以三氯化铝试液，置紫外光灯（365nm）下检视。供试品色谱中，在与对照药材色谱和对照品色谱相应的位置上，显相同颜色的荧光斑点。

【检查】 水分　不得过14.0%（《中国药典》2020年版通则0832　第二法）。

总灰分　不得过8.0%（《中国药典》2020年版通则2302）。

【浸出物】 照醇溶性浸出物测定法（《中国药典》2020年版通则2201）项下的热浸法测定，用稀乙醇作溶剂，不得少于16.0%。

【含量测定】 照高效液相色谱法（《中国药典》2020年版通则0512）测定。

色谱条件与系统适用性试验 以十八烷基硅烷键合硅胶为填充剂；以甲醇-醋酸-水（35：4：65）为流动相；检测波长为283nm。理论板数按柚皮苷峰计算应不低于3 000。

对照品溶液的制备 取柚皮苷对照品适量，精密称定，加甲醇制成每1ml含柚皮苷60μg的溶液，即得。

供试品溶液的制备 取本品粗粉约0.25g，精密称定，置锥形瓶中，加甲醇30ml，加热回流3小时，放冷，滤过，滤液置50ml量瓶中，用少量甲醇分数次洗涤容器，洗液滤入同一量瓶中，用甲醇稀释至刻度，摇匀，即得。

测定法 分别精密吸取对照品溶液与供试品溶液各10μl，注入液相色谱仪，测定，即得。

本品按干燥品计算，含柚皮苷（$C_{27}H_{32}O_{14}$）不得少于0.50%。

【性味与归经】 苦，温。归肝、肾经。

【功能与主治】 疗伤止痛，补肾强骨；外用消风祛斑。用于跌扑闪挫，筋骨折伤，肾虚腰痛，筋骨痿软，耳鸣耳聋，牙齿松动；外治斑秃，白癜风。

【用法与用量】 3～9g。

【贮藏】 置干燥处。

起草单位：广东大翔中药制药有限公司
复核单位：广东省药品检验所

烫骨碎补（段）

Tangusuibu（Duan）

DRYNARIAE RHIZOMA CONCISUM PRAEPARATUM

本品为水龙骨科植物槲蕨 *Drynaria fortunei*（Kunze）J. Sm. 的干燥根茎的炮制加工品。

【炮制】 取骨碎补（段），照砂炒法（《中国药典》2020年版通则0213）用砂烫至鼓起，撞去毛，即得。

【性状】 本品为不规则长条状或块状，体膨大鼓起。长0.5~7cm，宽1~1.5cm，厚0.2~0.5cm。表面灰黄棕色或淡红棕色，残留褐棕色鳞叶片块斑，密布因鳞叶脱落留下的褐棕色细小麻点，两侧及上表面可见凸起或凹下的圆形叶痕和少数有叶柄残基。断面淡棕黄色或淡棕色，有时可见维管束点状，排列成环。体轻，质酥脆。微焦香，味淡、微涩。

【检查】 水分　不得过9.0%（《中国药典》2020年版通则0832　第二法）。

总灰分　不得过8.0%（《中国药典》2020年版通则2302）。

【浸出物】 照醇溶性浸出物测定法（《中国药典》2020年版通则2201）项下的热浸法测定，用稀乙醇作溶剂，不得少于16.0%。

【性味与归经】 苦，温。归肝、肾经。

【功能与主治】 疗伤止痛，补肾强骨；外用消风祛斑。用于跌扑闪挫，筋骨折伤，肾虚腰痛，筋骨痿软，耳鸣耳聋，牙齿松动；外治斑秃，白癜风。

【炮制作用】 便于调剂服用。

【用法与用量】 3~9g。

【贮藏】 置干燥处。

起草单位：广东大翔中药制药有限公司
　　　　　广东悦康生物制药有限公司
复核单位：广东省药品检验所

穿破石（段）

Chuanposhi（Duan）

CUDRANIAE RADIX CONCISA

本品为桑科植物构棘 Cudrania cochinchinensis（Lour.）Kudo et Masam. 的干燥根的炮制加工品。

【炮制】 除去须根及杂质，洗净，切片或段，晒干。

【性状】 本品呈圆柱形段状，长短不一。直径0.5~2.5cm，长1.0~3.5cm。表面橙黄色或橙红色，具多数纵皱纹，有的密布细小白色点状或横长的疤痕，栓皮菲薄，多成层状，极易脱落，脱落处显灰黄色或棕褐色。切面淡黄色或淡黄棕色，皮部薄，纤维性，木部宽广，有小孔。质坚硬，不易折断。气微，味淡。

【鉴别】 （1）本品横切片：最外层木栓层为10余列较整齐扁平细胞，橙黄色。韧皮部外侧有石细胞群散列，呈长条形、椭圆形或类圆形，壁较厚，有纹孔，直径30~50μm。韧皮部内有多数纤维束，并有数个薄壁细胞，形较大，草酸钙方晶随处散在，木纤维数十成群于木部薄壁组织中，木纤维与木薄壁细胞直径相等。木射线宽2~3列细胞，径向延长，有壁孔。

（2）取本品粉末0.5g，加50%乙醇10ml，煮沸5分钟，滤过，取滤液2ml，加6mol/L盐酸液1ml，加镁粉少量，溶液变为粉红色。另取滤液2ml，加2mol/L乙酸液-2mol/L乙酸钠溶液（3∶1）1ml，加0.1mol/L三氯化铝溶液1ml，溶液显黄色。

（3）取本品粉末1g，加80%乙醇10ml，加热回流1小时，滤过，滤液蒸干，用热水2ml溶解残渣，滤过，取滤液1ml，滴加三氯化铁试液，显污绿色沉淀。

【检查】 水分　不得过13.0%（《中国药典》2020年版通则0832　第二法）。

总灰分　不得过6.0%（《中国药典》2020年版通则2302）。

酸不溶性灰分 不得过0.4%（《中国药典》2020年版通则2302）。

【性味与归经】 微苦，凉。归肺、肝经。

【功能与主治】 止咳，退黄，活血，通络。用于肺结核，湿热黄疸，胁肋疼痛，跌扑瘀痛，风湿痹痛。

【用法与用量】 15～30g。

【注意】 孕妇忌用。

【贮藏】 置干燥处，防蛀。

起草单位：广东大翔中药制药有限公司
广东南粤检测有限公司
复核单位：广东省药品检验所

莱菔子（碎）

Laifuzi（Sui）

RAPHANI SEMEN

本品为十字花科植物萝卜 Raphanus sativus L. 的干燥成熟种子的炮制加工品。

【炮制】 除去杂质，洗净，干燥，破碎。

【性状】 本品为不规则碎块，表面种皮黄棕色、红棕色或灰棕色。种皮薄而脆，子叶呈破碎状态，黄白色、黄色或黄绿色，有油性。气微，味淡、微苦辛。

【鉴别】 （1）本品粉末淡黄色至棕黄色。种皮栅状细胞成片，淡黄色、橙黄色、黄棕色或红棕色，表面观呈多角形或长多角形，直径约至15μm，常与种皮大型下皮细胞重叠，可见类多角形或长多角形暗影。内胚乳细胞表面观呈类多角形，含糊粉粒和脂肪油滴。子叶细胞无色或淡灰绿色，壁薄，含糊粉粒及脂肪油滴。

（2）取本品粉末1g，加乙醚30ml，加热回流1小时，弃去乙醚液，药渣挥干，加甲醇20ml，加热回流1小时，滤过，滤液蒸干，残渣加甲醇2ml使溶解，作为供试品溶液。另取莱菔子对照药材1g，同法制成对照药材溶液。再取芥子碱硫氰酸盐对照品，加甲醇制成每1ml含1mg的溶液，作为对照品溶液。照薄层色谱法（《中国药典》2020年版通则0502）试验，吸取上述三种溶液各3~5μl，分别点于同一硅胶G薄层板上，以乙酸乙酯-甲酸-水（10∶2∶3）的上层溶液为展开剂，展开，取出，晾干，置紫外光灯（365nm）下检视。供试品色谱中，在与对照药材色谱和对照品色谱相应的位置上，显相同颜色的荧光斑点；喷以1%香草醛的10%硫酸乙醇溶液，加热至斑点显色清晰，显相同颜色的斑点。

【检查】 酸败度　照酸败度测定法（《中国药典》2020年版通则2303）测定。

酸值　不得过9.0。

羰基值　不得过10.0。

过氧化值　不得过0.1。

黄曲霉毒素　照黄曲霉毒素测定法（《中国药典》2020年版通则2351）测定。本品每

1 000g含黄曲霉毒素B_1不得过5μg，含黄曲霉毒素G_2、黄曲霉毒素G_1、黄曲霉毒素B_2和黄曲霉毒素B_1总量不得过10μg。

水分 不得过8.0%（《中国药典》2020年版通则0832 第四法）。

总灰分 不得过6.0%（《中国药典》2020年版通则2302）。

酸不溶性灰分 不得过2.0%（《中国药典》2020年版通则2302）。

【浸出物】 照醇溶性浸出物测定法（《中国药典》2020年版通则2201）项下的热浸法测定，用乙醇作溶剂，不得少于10.0%。

【含量测定】 照高效液相色谱法（《中国药典》2020年版通则0512）测定。

色谱条件与系统适用性试验 以苯基硅烷键合硅胶为填充剂；以乙腈-3%冰醋酸溶液（15:85）为流动相；检测波长为326nm。理论板数按芥子碱峰计算应不低于5 000。

对照品溶液的制备 取芥子碱硫氰酸盐对照品适量，精密称定，置棕色量瓶中，加甲醇制成每1ml含40μg的溶液，即得。

供试品溶液的制备 取本品粉末（过三号筛）约0.5g，精密称定，置具塞锥形瓶中，精密加入70%甲醇50ml，称定重量，超声处理（功率250W，频率50kHz）30分钟，放冷，再称定重量，用70%甲醇补足减失的重量，摇匀，滤过，取续滤液，置棕色瓶中，即得。

测定法 分别精密吸取对照品溶液与供试品溶液各5μl，注入液相色谱仪，测定，即得。

本品按干燥品计算，含芥子碱以芥子碱硫氰酸盐（$C_{16}H_{24}NO_5 \cdot SCN$）计，不得少于0.40%。

【性味与归经】 辛、甘，平。归肺、脾、胃经。

【功能与主治】 消食除胀，降气化痰。用于饮食停滞，脘腹胀痛，大便秘结，积滞泻痢，痰壅喘咳。

【用法与用量】 5~12g。

【贮藏】 置通风干燥处，防蛀。

起草单位：广东大翔中药制药有限公司
　　　　　　广东南粤检测有限公司
复核单位：肇庆市药品检验所

白 莲 子

Bailianzi

NELUMBINIS SEMEN DECORTICATUM

本品为睡莲科植物莲 Nelumbo nucifera Gaertn. 的成熟种子的炮制加工品。

【炮制】 取鲜莲子，除去种皮、莲子心，干燥。

【性状】 本品略呈椭圆形或类球形，长0.8～1.8cm，直径0.8～1.4cm。表面类白色，偶有残留红棕色种皮。一端中心呈乳头状突起，有裂口，其周边略下陷，另一端可见去莲子心后留下的小孔。质硬。子叶2，黄白色，肥厚。气微，味甘、微涩。

【鉴别】 （1）本品粉末类白色。主要为淀粉粒，单粒长圆形、类圆形、卵圆形或类三角形，有的具小尖突，直径4～25μm，脐点少数可见，裂缝状或点状；复粒稀少，由2～3分粒组成。子叶细胞呈长圆形，壁稍厚，有的呈连珠状，隐约可见纹孔域。可见螺纹导管和环纹导管。

（2）取本品粉末少许，加水适量，混匀，加碘试液数滴，呈蓝紫色，加热后逐渐褪色，放冷，蓝紫色复现。

（3）取本品粉末0.5g，加水5ml，浸泡，滤过，滤液置试管中，加α-萘酚试液数滴，摇匀，沿管壁缓缓滴加硫酸1ml，两液接界处出现紫色环。

（4）取本品粗粉5g，加三氯甲烷30ml，振摇，放置过夜，滤过，滤液蒸干，残渣加乙酸乙酯2ml使溶解，作为供试品溶液。另取莲子对照药材5g，同法制成对照药材溶液。照薄层色谱法（《中国药典》2020年版通则0502）试验，吸取两种溶液各2μl，分别点于同一硅胶G薄层板上，以正己烷-丙酮（7：2）为展开剂，展开，取出，晾干，喷以5%香草醛的10%硫酸乙醇溶液，在105℃加热至斑点显色清晰。供试品色谱中，在与对照药材色谱相应的位置上，显相同颜色的斑点。

【检查】 水分 不得过14.0%（《中国药典》2020年版通则0832 第二法）。

总灰分 不得过5.0%（《中国药典》2020年版通则2302）。

黄曲霉毒素 照真菌毒素测定法（《中国药典》2020年版通则2351）测定。

本品每1 000g含黄曲霉毒素B_1不得过5μg，含黄曲霉毒素G_2、黄曲霉毒素G_1、黄曲霉毒素B_2和黄曲霉毒素B_1总量不得过10μg。

【**性味与归经**】 甘、涩，平。归脾、肾、心经。

【**功能与主治**】 补脾止泻，止带，益肾涩精，养心安神。用于脾虚泄泻，带下，遗精，心悸失眠。

【**用法与用量**】 6～15g。

【**贮藏**】 置干燥处，防蛀。

起草单位：广州诺金制药有限公司
复核单位：广东省药品检验所

炒 莲 子

Chaolianzi

NELUMBINIS SEMEN TOSTUM

本品为睡莲科植物莲 Nelumbo nucifera Gaertn. 的干燥成熟种子的炮制加工品。

【炮制】 取净莲子，照清炒法（《中国药典》2020年版通则0213）炒至表面稍变黄色，微具焦斑，取出，摊凉，即得。

【性状】 本品略呈类半球形。外表面棕褐色，有细纵纹和较宽的脉纹，内表面淡黄色，有的具焦斑。种皮薄，不易剥离。质坚硬，断面淡黄白色，显粉性。气微，味甘、微涩。

【鉴别】 （1）本品粉末黄白色。主要为淀粉粒，单粒长圆形、类圆形、卵圆形或类三角形，有的具小尖突，直径4~25μm，脐点少数可见，裂缝状或点状；复粒稀少，由2~3分粒组成。色素层细胞黄棕色或红棕色，表面观呈类长方形、类长多角形或类圆形，有的可见草酸钙簇晶。子叶细胞呈长圆形，壁稍厚，有的呈连珠状，隐约可见纹孔域。可见螺纹导管和环纹导管。

（2）取本品粉末少许，加水适量，混匀，加碘试液数滴，呈蓝紫色，加热后逐渐褪色，放冷，蓝紫色复现。

（3）取本品粉末0.5g，加水5ml，浸泡，滤过，滤液置试管中，加α-萘酚试液数滴，摇匀，沿管壁缓缓滴加硫酸1ml，两液接界处出现紫色环。

（4）取本品粗粉5g，加三氯甲烷30ml，振摇，放置过夜，滤过，滤液蒸干，残渣加乙酸乙酯2ml使溶解，作为供试品溶液。另取莲子对照药材5g，同法制成对照药材溶液。照薄层色谱法（《中国药典》2020年版通则0502）试验，吸取上述两种溶液各2μl，分别点于同一硅胶G薄层板上，以正己烷-丙酮（7:2）为展开剂，展开，取出，晾干，喷以5%香草醛的10%硫酸乙醇溶液，在105℃加热至斑点显色清晰。供试品色谱中，在与对照药材色谱相应的位置上，显相同颜色的斑点。

【检查】 水分　不得过8.0%（《中国药典》2020年版通则0832　第二法）。

总灰分　不得过5.0%（《中国药典》2020年版通则2302）。

黄曲霉毒素　照真菌毒素测定法（《中国药典》2020年版通则2351）测定。

本品每1 000g含黄曲霉毒素B_1不得过5μg，含黄曲霉毒素G_2、黄曲霉毒素G_1、黄曲霉毒素B_2和黄曲霉毒素B_1总量不得过10μg。

【性味与归经】 甘、涩，平。归脾、肾、心经。

【功能与主治】 补脾止泻，止带，益肾涩精，养心安神。用于脾虚泄泻，带下，遗精，心悸失眠。

【炮制作用】 增强健脾的功效。

【用法与用量】 6～15g。

【贮藏】 密封，置干燥处，防蛀。

起草单位：广州诺金制药有限公司
　　　　　广东格典中药研究有限公司
复核单位：广东省药品检验所

醋 蒸 莪 术

Cuzheng'ezhu

CURCUMAE RHIZOMA PRAEPARATUM

本品为姜科植物蓬莪术 Curcuma phaeocaulis Val.、广西莪术 Curcuma kwangsiensis S. G. Lee et C. F. Liang 或温郁金 Curcuma wenyujin Y. H. Chen et C. Ling 的干燥根茎的炮制加工品。

【炮制】 取净莪术片，加醋拌匀润透，蒸4～6小时，至颜色均匀，透心，取出，干燥，除去碎屑。

每100kg净莪术片，用醋20～30kg。

【性状】 本品为类圆形或椭圆形片，厚度为0.5～0.7cm。外表皮灰棕色，有时可见环节或须根痕。切面棕褐色，内皮层环纹明显，散在"筋脉"小点，角质状，具蜡样光泽。质坚脆。微有醋香气。

【鉴别】 （1）粉末棕黄色。油细胞多破碎，完整者直径62～110μm，内含黄色油状分泌物。导管多为螺纹导管、梯纹导管，直径20～65μm。纤维孔沟明显，直径15～35μm。淀粉粒大多糊化。

（2）取本品粉末0.5g，置具塞离心管中，加石油醚（30～60℃）10ml，超声处理20分钟，滤过，滤液挥干，残渣加无水乙醇1ml使溶解，作为供试品溶液。另取吉马酮对照品，加无水乙醇制成每1ml含0.4mg的溶液，作为对照品溶液。照薄层色谱法（《中国药典》2020年版通则0502）试验，吸取上述两种溶液各10μl，分别点于同一硅胶G薄层板上，以石油醚（30～60℃）-丙酮-乙酸乙酯（94：5：1）为展开剂，展开，取出，晾干，喷以1%香草醛硫酸溶液，在105℃加热至斑点显色清晰。供试品色谱中，在与对照品色谱相应的位置上，显相同颜色的斑点。

【检查】 吸光度 取本品中粉30mg，精密称定，置具塞锥形瓶中，加三氯甲烷10ml，超声处理40分钟或浸泡24小时，滤过，滤液转移至10ml量瓶中，用三氯甲烷稀释至刻度，摇匀，照紫外-可见分光光度法（《中国药典》2020年版通则0401）测定，在242nm波长处有最大吸收，吸光度不得低于0.45。

水分 不得过14.0%（《中国药典》2020年版通则0832 第四法）。

总灰分 不得过7.0%（《中国药典》2020年版通则2302）。

酸不溶性灰分 不得过2.0%（《中国药典》2020年版通则2302）。

【浸出物】 照醇溶性浸出物测定法（《中国药典》2020年版通则2201）项下的热浸法测定，用稀乙醇作溶剂，不得少于7.0%。

【含量测定】 照挥发油测定法（《中国药典》2020年版通则2204）测定。

本品含挥发油不得少于1.0%（ml/g）。

【性味与归经】 辛、苦，温。归肝、脾经。

【功能与主治】 行气破血，消积止痛。用于癥瘕痞块，瘀血经闭，胸痹心痛，食积胀痛。

【炮制作用】 醋煮后入肝经、血分，增强散瘀止痛作用。

【用法与用量】 6～9g。

【注意】 孕妇禁用。

【贮藏】 置干燥处，防蛀。

起草单位：广东省中药研究所检测中心
　　　　　广州万正药业有限公司
复核单位：桂林联勤保障中心药品仪器监督检验站

北柴胡（段）

Beichaihu（Duan）

BUPLEURI RADIX CONCISA

本品为伞形科植物柴胡 *Bupleurum chinense* DC. 的干燥根的炮制加工品。

【炮制】 除去杂质和残茎，洗净，润透，切成约1cm的段，干燥。

【性状】 本品为长0.5～1.5cm的段，表皮黑褐色或浅棕色，有的具纵皱纹、支根痕及皮孔。断面显纤维性，皮部浅棕色，木部黄白色。气微香，味微苦。

【鉴别】 （1）本品横切面：木栓细胞7～8列，皮层狭窄。皮层及韧皮部有油管（油室）散在或呈断续环状，部分内含油状物。形成层成环。木质部占大部分，大型导管切向排列，木纤维发达，排成1至数个断续环状。

粉末灰棕色，木纤维成束或散在，无色或淡黄色，单个纤维呈长梭形，纹孔稀疏，纹孔沟隐约可见。木栓细胞黄棕色，壁木化，表面观为多角形，油管多破碎，管道中含黄色分泌物。导管为网纹导管和双螺纹导管。

（2）取本品粉末0.5g，加甲醇20ml，超声处理10分钟，滤过，滤液浓缩至5ml，作为供试品溶液。另取北柴胡对照药材0.5g，同法制成对照药材溶液。再取柴胡皂苷a对照品、柴胡皂苷d对照品，加甲醇制成每1ml各含0.5mg的混合溶液，作为对照品溶液。照薄层色谱法（《中国药典》2020年版通则0502）试验，吸取上述三种溶液各5μl，分别点于同一硅胶G薄层板上，以乙酸乙酯-乙醇-水（8∶2∶1）为展开剂，展开，取出，晾干，喷以2%对二甲氨基苯甲醛的40%硫酸溶液，在60℃加热至斑点显色清晰，分别置日光和紫外光灯（365nm）下检视。供试品色谱中，在与对照药材色谱和对照品色谱相应的位置上，显相同颜色的斑点或荧光斑点。

【检查】 水分　不得过10.0%（《中国药典》2020年版通则0832　第二法）。

总灰分　不得过8.0%（《中国药典》2020年版通则2302）。

酸不溶性灰分　不得过3.0%（《中国药典》2020年版通则2302）。

【浸出物】 照醇溶性浸出物测定法（《中国药典》2020年版通则2201）项下的热浸法测定，用乙醇作溶剂，不得少于11.0%。

【含量测定】 照高效液相色谱法（《中国药典》2020年版通则0512）测定。

色谱条件与系统适用性试验 以十八烷基硅烷键合硅胶为填充剂；以乙腈为流动相A，以水为流动相B，按下表中的规定进行梯度洗脱；检测波长为210nm。理论板数按柴胡皂苷a峰计算应不低于10 000。

时间（分钟）	流动相A（%）	流动相B（%）
0~50	25→90	75→10
50~55	90	10

对照品溶液的制备 取柴胡皂苷a对照品、柴胡皂苷d对照品适量，精密称定，加甲醇制成每1ml含柴胡皂苷a 0.4mg、柴胡皂苷d 0.5mg的溶液，摇匀，即得。

供试品溶液的制备 取本品粉末（过四号筛）约0.5g，精密称定，置具塞锥形瓶中，加入含5%浓氨试液的甲醇溶液25ml，30℃水温超声处理（功率200W，频率40kHz）30分钟，滤过，用甲醇20ml分2次洗涤容器及药渣，洗液与滤液合并，回收溶剂至干。残渣加甲醇使溶解，转移至5ml量瓶中，用甲醇稀释至刻度，摇匀，滤过，取续滤液，即得。

测定法 分别精密吸取对照品溶液20μl与供试品溶液10~20μl，注入液相色谱仪，测定，即得。

本品按干燥品计算，含柴胡皂苷a（$C_{42}H_{68}O_{13}$）和柴胡皂苷d（$C_{42}H_{68}O_{13}$）的总量不得少于0.30%。

【性味与归经】 辛、苦，微寒。归肝、胆、肺经。

【功能与主治】 和解退热，疏肝解郁，升举阳气。用于感冒发热，寒热往来，胸胁胀痛，月经不调，子宫脱垂，脱肛。

【用法与用量】 3~10g。

【注意】 大叶柴胡 *Bupleurum longiradiatum* Turcz. 的干燥根茎，表面密生环节，有毒，不可当柴胡用。

【贮藏】 置通风干燥处，防蛀。

起草单位：广东大翔中药制药有限公司
广州科曼生物科技有限公司
复核单位：广东省药品检验所

盐 桑 螵 蛸

Yansangpiaoxiao

MANTIDIS OÖTHECA SALSA

本品为螳螂科昆虫大刀螂 *Tenodera sinensis* Saussure、小刀螂 *Statilia maculata* (Thunberg) 或巨斧螳螂 *Hierodula patellifera* (Serville) 的干燥卵鞘的炮制加工品。按形状不同，分别习称为"团螵蛸""长螵蛸"及"黑螵蛸"。

【炮制】 取净桑螵蛸，用食盐水拌匀，闷润至食盐水被吸尽，蒸约1小时，干燥或用中火炒干，至香气逸出，取出，摊凉。

每100kg桑螵蛸，用食盐3kg。

【性状】 **团螵蛸** 略呈圆柱形或半圆形，由多层膜状薄片叠成，长2.3~3.6cm，宽2.0~2.8cm。表面呈黄色或灰黄色，上面带状隆起不明显，底部平坦或有凹沟。体轻，质松而韧，横断面可见外层为海绵状，内层为许多放射状排列的小室，室内各有一细小椭圆形卵，深棕色，有光泽。气微腥，微咸。

长螵蛸 略呈长条形，一端较细，长2.5~5cm，宽1~1.5cm。表面灰黄色，上面带状隆起明显，带的两侧各有一条暗棕色浅沟和斜向纹理。质硬而脆。

黑螵蛸 略呈平行四边形，长2~4cm，宽1.5~2cm。表面灰褐色，上面带状隆起明显，两侧有斜向纹理，近尾端微向上翘。质硬而韧。

【鉴别】 本品粉末浅黄棕色。卵鞘外壁碎片不规则，淡黄棕色至淡红棕色，表面具大小不等的圆形空腔，并有少量枸橼酸钙柱晶；卵鞘内层碎片淡黄色或淡黄棕色，密布大量枸橼酸钙柱晶，柱晶直径2~10μm，长至20μm。用斯氏液装片，可见卵黄颗粒较多，淡黄色，类圆形，直径40~150μm，表面具不规则颗粒状物或凹孔。

【检查】 **水分** 不得过15.0%（《中国药典》2020年版通则0832 第二法）。

总灰分　不得过8.0%（《中国药典》2020年版通则2302）。

酸不溶性灰分　不得过3.0%（《中国药典》2020年版通则2302）。

【**性味与归经**】　甘、咸，平。归肝、肾经。

【**功能与主治**】　固精缩尿，补肾助阳。用于遗精滑精，遗尿尿频，小便白浊。

【**炮制作用**】　盐制能引药入肾，增强益肾、固精、缩尿作用。

【**用法与用量**】　5～10g。

【**贮藏**】　置通风干燥处，防蛀。

起草单位：梅州广药采芝林药业有限公司
　　　　　广东格典中药研究有限公司
　　　　　广东汉潮中药科技有限公司
复核单位：湛江市食品药品检验所

酒 黄 柏

Jiuhuangbo

PHELLODENDRI CHINENSIS CORTEX PRAEPARATUS

本品为芸香科植物黄皮树 *Phellodendron chinense* Schneid. 的干燥树皮的炮制加工品。

【炮制】 取黄柏,与酒拌匀,稍闷,炒至表面深黄色时,取出,摊凉。

每100kg黄柏,用黄酒20kg。

【性状】 本品呈微卷曲的丝状,厚0.3~0.6cm。外表面深黄色,微具焦斑。切面深黄色,纤维性,易裂片状分层。体轻,质硬。微有酒香气,味苦,嚼之有黏性。

【鉴别】 取本品粉末0.2g,加1%醋酸甲醇溶液40ml,于60℃超声处理20分钟,滤过,滤液浓缩至2ml,作为供试品溶液。另取黄柏对照药材0.1g,加1%醋酸甲醇20ml,同法制成对照药材溶液。再取盐酸黄柏碱对照品,加甲醇制成每1ml含0.5mg的溶液,作为对照品溶液。照薄层色谱法(《中国药典》2020年版通则0502)试验,吸取上述三种溶液各3~5μl,分别点于同一硅胶G薄层板上,以三氯甲烷-甲醇-水(30:15:4)的下层溶液为展开剂,置氨蒸气饱和的展开缸内,展开,取出,晾干,喷以稀碘化铋钾试液。供试品色谱中,在与对照药材色谱和对照品色谱相应的位置上,显相同颜色的斑点。

【检查】 水分 不得过12.0%(《中国药典》2020年版通则0832 第二法)。

总灰分 不得过8.0%(《中国药典》2020年版通则2302)。

【含量测定】 小檗碱 照高效液相色谱法(《中国药典》2020年版通则0512)测定。

色谱条件与系统适用性试验 以十八烷基硅烷键合硅胶为填充剂;以乙腈-0.1%磷酸溶液(50:50)(每100ml加十二烷基磺酸钠0.1g)为流动相;检测波长为265nm。理论板数按盐酸小檗碱峰计算应不低于4 000。

对照品溶液的制备 取盐酸小檗碱对照品适量,精密称定,加流动相制成每1ml含0.1mg的溶液,即得。

供试品溶液的制备 取本品粉末(过三号筛)约0.1g,精密称定,置100ml量瓶中,加流

酒 黄 柏

动相80ml，超声处理（功率250W，频率40kHz）40分钟，放冷，用流动相稀释至刻度，摇匀，滤过，取续滤液，即得。

测定法 分别精密吸取对照品溶液5μl与供试品溶液5～20μl，注入液相色谱仪，测定，即得。

本品按干燥品计算，含小檗碱以盐酸小檗碱（$C_{20}H_{17}NO_4 \cdot HCl$）计，不得少于3.0%。

黄柏碱 照高效液相色谱法（《中国药典》2020年版通则0512）测定。

色谱条件与系统适用性试验 以十八烷基硅烷键合硅胶为填充剂；以乙腈-0.1%磷酸溶液（每100ml加十二烷基磺酸钠0.2g）（36:64）为流动相；检测波长为284nm。理论板数按盐酸黄柏碱峰计算应不低于6 000。

对照品溶液的制备 取盐酸黄柏碱对照品适量，精密称定，加流动相制成每1ml含0.1mg的溶液，即得。

供试品溶液的制备 取本品粉末（过四号筛）约0.5g，精密称定，置具塞锥形瓶中，精密加入流动相25ml，称定重量，超声处理（功率250W，频率40kHz）30分钟，放冷，再称定重量，用流动相补足减失的重量，摇匀，滤过，取续滤液，即得。

测定法 分别精密吸取对照品溶液与供试品溶液各5μl，注入液相色谱仪，测定，即得。

本品按干燥品计算，含黄柏碱以盐酸黄柏碱（$C_{20}H_{23}NO_4 \cdot HCl$）计，不得少于0.34%。

【**性味与归经**】 苦，寒。归肾、膀胱经。

【**功能与主治**】 清热燥湿，泻火除蒸，解毒疗疮。用于湿热泻痢，黄疸尿赤，带下，热淋涩痛，脚气痿躄，骨蒸劳热，盗汗，遗精，疮疡肿毒，湿疹瘙痒。酒黄柏清上焦湿热。用于口、舌生疮。

【**炮制作用**】 酒黄柏可降低生黄柏的苦寒之性，免伤脾阳，并借酒升腾之力，引药上行，清上焦热。

【**用法与用量**】 3～12g。外用适量。

【**贮藏**】 置通风干燥处，防潮。

起草单位：广州诺金制药有限公司
广州万正药业有限公司
复核单位：江门市药品检验所

黄 荆 子

Huangjingzi

VITICIS NEGUNDINIS FRUCTUS

本品为马鞭草科植物黄荆 *Vitex negundo* L. 或牡荆 *Vitex negundo* L. var. *cannabifolia* (Sieb. et Zucc.) Hand. –Mazz. 的干燥成熟果实的炮制加工品。

【炮制】 除去残留果梗、杂质。筛去灰屑。

【性状】 本品呈倒卵状类圆形或近梨形。长2.5~5.5mm，直径1.2~2.5mm。宿萼灰棕色或灰褐色，密被棕黄色或灰白色绒毛，绒毛包被整个果实的2/3或更多；萼筒先端5齿裂，外面有5~10条脉纹。果实近球形，上端稍大略平圆，有花柱脱落的凹痕；基部稍狭尖，棕褐色。质坚硬，不易破碎，断面棕黄色，4室，每室有黄白色或黄棕色种子1枚或不育。气香，味微苦、涩。

【鉴别】 本品粉末棕黄色。外果皮细胞呈长圆形、长方形或多角形，具明显细密的纹孔。果皮石细胞众多，单个散在或成群，呈类方形、类圆形、多角形或纺锤形，有的一端或一侧向外凸起略呈分枝状，有的孔沟及纹孔明显，有的胞腔内含草酸钙方晶。种皮网纹细胞呈多角形，壁呈网纹、梯纹或螺纹状增厚。非腺毛由1~4个细胞组成，完整或断节状，表面具明显壁疣。

【检查】 水分 照水分测定法（《中国药典》2020年版通则0832 第二法）测定，不得过13.0%。

总灰分 不得过6.0%（《中国药典》2020年版通则2302）。

【浸出物】 照醇溶性浸出物测定法（《中国药典》2020年版通则2201）项下的热浸法测定，用稀乙醇作溶剂，不得少于6.0%。

【性味与归经】 辛、苦，温。归肺、脾、肝经。

【功能与主治】 祛风解表,散寒止痛,止咳平喘。用于风寒感冒,咳喘,胃寒呃逆,食积腹痛,寒疝疼痛等。

【用法与用量】 9~15g。

【贮藏】 置干燥处。

起草单位:康美药业股份有限公司
复核单位:广东省药品检验所

黄精（个）

Huangjing（Ge）

POLYGONATI RHIZOMA

本品为百合科植物滇黄精 *Polygonatum kingianum* Coll. et Hemsl.、黄精 *Polygonatum sibiricum* Red. 或多花黄精 *Polygonatum cyrtonema* Hua 的干燥根茎的炮制加工品。按形状不同，分别习称为"大黄精""鸡头黄精"及"姜形黄精"。

【炮制】 除去须根，洗净，置沸水中略烫或蒸至透心，干燥。

【性状】 **大黄精** 呈肥厚肉质的结节块状，结节长可达10cm以上，宽3~6cm，厚2~3cm。表面淡黄色至黄棕色，具环节，有皱纹及须根痕，结节上侧茎痕呈圆盘状，圆周凹入，中部突出。质硬而韧，不易折断，断面角质，淡黄色至黄棕色。气微，味甜，嚼之有黏性。

鸡头黄精 呈结节状弯柱形，长3~10cm，直径0.5~1.5cm。结节长2~4cm，略呈圆锥形，常有分枝。表面黄白色或灰黄色，半透明，有纵皱纹，茎痕圆形，直径5~8mm。

姜形黄精 呈长条结节块状，长短不等，常数个块状结节相连。表面灰黄色或黄褐色，粗糙，结节上侧有突出的圆盘状茎痕，直径0.8~1.5cm。

味苦者不可药用。

【鉴别】 （1）本品横切面：**大黄精** 表皮细胞外壁较厚。薄壁组织间散有多数大的黏液细胞，内含草酸钙针晶束。维管束散列，大多为周木型。

鸡头黄精、姜形黄精 维管束多为外韧型。

（2）取本品粉末1g，加70%乙醇20ml，加热回流1小时，抽滤，滤液蒸干，残渣加水10ml使溶解，加正丁醇振摇提取2次，每次20ml，合并正丁醇液，蒸干，残渣加甲醇1ml使溶解，作为供试品溶液。另取黄精对照药材［姜形黄精可取黄精（制）对照药材］1g，同法制成对照药材溶液。照薄层色谱法（《中国药典》2020年版通则0502）试验，吸取上述两种溶液各10μl，分别点于同一硅胶G薄层板上，以石油醚（60~90℃）-乙酸乙酯-甲酸（5:2:0.1）为展开剂，展开，取出，晾干，喷以5%香草醛硫酸溶液，在105℃加热至斑

黄精（个）

点显色清晰。供试品色谱中，在与对照药材色谱相应的位置上，显相同颜色的斑点。

【检查】 水分　不得过18.0%（《中国药典》2020年版通则0832　第四法）。

总灰分　取本品，80℃干燥6小时，粉碎后测定，不得过4.0%（《中国药典》2020年版通则2302）。

重金属及有害元素　照铅、镉、砷、汞、铜测定法（《中国药典》2020年版通则2321原子吸收分光光度法或电感耦合等离子体质谱法）测定，铅不得过5mg/kg；镉不得过1mg/kg；砷不得过2mg/kg；汞不得过0.2mg/kg；铜不得过20mg/kg。

【浸出物】 照醇溶性浸出物测定法（《中国药典》2020年版通则2201）项下的热浸法测定，用稀乙醇作溶剂，不得少于45.0%。

【含量测定】 对照品溶液的制备　取经105℃干燥至恒重的无水葡萄糖对照品33mg，精密称定，置100ml量瓶中，加水溶解并稀释至刻度，摇匀，即得（每1ml中含无水葡萄糖0.33mg）。

标准曲线的制备　精密量取对照品溶液0.1ml、0.2ml、0.3ml、0.4ml、0.5ml、0.6ml，分别置10ml具塞刻度试管中，各加水至2.0ml，摇匀，在冰水浴中缓缓滴加0.2%蒽酮-硫酸溶液稀释至刻度，混匀，放冷后置水浴中保温10分钟，取出，立即置冰水浴中冷却10分钟，取出，以相应试剂为空白。照紫外-可见分光光度法（《中国药典》2020年版通则0401），在582nm波长处测定吸光度。以吸光度为纵坐标，浓度为横坐标，绘制标准曲线。

测定法　取60℃干燥至恒重的本品细粉约0.25g，精密称定，置圆底烧瓶中，加80%乙醇150ml，置水浴中加热回流1小时，趁热滤过，残渣用80%热乙醇洗涤3次，每次10ml，将残渣及滤纸置烧瓶中，加水150ml，置沸水浴中加热回流1小时，趁热滤过，残渣及烧瓶用热水洗涤4次，每次10ml，合并滤液与洗液，放冷，转移至250ml量瓶中，用水稀释至刻度，摇匀，精密量取1ml，置10ml具塞干燥试管中，照标准曲线的制备项下的方法，自"加水至2.0ml"起，依法测定吸光度，从标准曲线上读出供试品溶液中含无水葡萄糖的浓度，计算，即得。

本品按干燥品计算，含黄精多糖以无水葡萄糖（$C_6H_{12}O_6$）计，不得少于7.0%。

【性味与归经】 甘，平。归脾、肺、肾经。

【功能与主治】 补气养阴，健脾，润肺，益肾。用于脾胃气虚，体倦乏力，胃阴不足，口干食少，肺虚燥咳，劳嗽咳血，精血不足，腰膝酸软，须发早白，内热消渴。

【用法与用量】 9～15g。

【贮藏】 置通风干燥处，防霉，防蛀。

起草单位：广东省中药研究所检测中心
广州万正药业有限公司
复核单位：惠州市食品药品检验所

蒸 黄 精

Zhenghuangjing

POLYGONATI RHIZOMA PRAEPARATUM

本品为百合科植物滇黄精 *Polygonatum kingianum* Coll. et Hemsl.、黄精 *Polygonatum sibiricum* Red. 或多花黄精 *Polygonatum cyrtonema* Hua 的干燥根茎的炮制加工品。

【炮制】 取黄精（个），闷润至透心，蒸8小时，闷12小时，至内呈黑色油润，取出，切厚片，干燥。

【性状】 本品为不规则厚片。表面呈黑褐色，有光泽，质油润。气香，味甜。

【鉴别】 取本品粉末1g，加70%乙醇20ml，加热回流1小时，抽滤，滤液蒸干，残渣加水10ml使溶解，加正丁醇振摇提取2次，每次20ml，合并正丁醇液，蒸干，残渣加甲醇1ml使溶解，作为供试品溶液。另取黄精（制）对照药材1g，同法制成对照药材溶液。照薄层色谱法（《中国药典》2020年版通则0502）试验，吸取上述两种溶液各10μl，分别点于同一硅胶G薄层板上，以石油醚（60～90℃）-乙酸乙酯-甲酸（5∶2∶0.1）为展开剂，展开，取出，晾干，喷以5%香草醛硫酸溶液，在105℃加热至斑点显色清晰。供试品色谱中，在与对照药材色谱相应的位置上，显相同颜色的斑点。

【检查】 水分　不得过15.0%（《中国药典》2020年版通则0832　第四法）。

总灰分　取本品，80℃干燥6小时，粉碎后测定，不得过4.0%（《中国药典》2020年版通则2302）。

【浸出物】 照醇溶性浸出物测定法（《中国药典》2020年版通则2201）项下的热浸法测定，用稀乙醇作溶剂，不得少于45.0%。

【性味与归经】 甘，平。归脾、肺、肾经。

【功能与主治】 补脾润肺，益气养阴。用于体虚力乏，心悸气短，肺燥干咳，糖尿病。

【炮制作用】 可消除麻味，降低刺激性，并能增强补脾益肾润肺的作用。

【用法与用量】 15～30g。

【贮藏】 置通风干燥处，防霉，防蛀。

起草单位：广东省中药研究所检测中心
　　　　　阳山县三连阳生态农林开发有限公司
　　　　　广州万正药业有限公司
复核单位：惠州市食品药品检验所

盐蒸菟丝子

Yanzhengtusizi

CUSCUTAE SEMEN SALATUM

本品为旋花科植物南方菟丝子 *Cuscuta australis* R. Br. 或菟丝子 *Cuscuta chinensis* Lam. 的干燥成熟种子的炮制加工品。

【炮制】 取净菟丝子，加入食盐水拌匀，稍闷，待食盐水被吸尽后，蒸2～4小时至棕黑色，取出，摊凉，干燥。

每100kg净菟丝子，用食盐2kg。

【性状】 本品呈类球形，直径1～2mm。表面灰棕色至棕黑色，粗糙，裂开，种脐线形或扁圆形。质坚实，不易以指甲压碎。气微，味略咸。

【鉴别】 （1）取本品少量，加沸水浸泡后，表面有黏性；加热煮至种皮破裂时，可露出黄白色卷旋状的胚，形如吐丝。

（2）本品粉末黄褐色或深褐色。种皮表皮细胞断面观呈类方形或类长方形，侧壁增厚；表面观呈圆多角形，角隅处壁明显增厚。种皮栅状细胞成片，断面观2列，外列细胞较内列细胞短，具光辉带，位于内侧细胞的上部；表面观呈多角形，皱缩。胚乳细胞呈多角形或类圆形，胞腔内含糊粉粒。子叶细胞含糊粉粒及脂肪油滴。

（3）取本品粉末0.5g，加甲醇40ml，加热回流30分钟，滤过，滤液浓缩至5ml，作为供试品溶液。另取菟丝子对照药材0.5g，同法制成对照药材溶液。再取金丝桃苷对照品，加甲醇制成每1ml含1mg的溶液，作为对照品溶液。照薄层色谱法（《中国药典》2020年版通则0502）试验，吸取上述三种溶液各1～2μl，分别点于同一聚酰胺薄膜上，以甲醇-冰醋酸-水（4:1:5）为展开剂，展开，取出，晾干，喷以三氯化铝试液，置紫外光灯（365nm）下检视。供试品色谱中，在与对照药材色谱和对照品色谱相应的位置上，显相同颜色的荧光斑点。

【检查】 水分 不得过10.0%（《中国药典》2020年版通则0832 第二法）。

总灰分 不得过12.0%（《中国药典》2020年版通则2302）。

酸不溶性灰分 不得过4.0%（《中国药典》2020年版通则2302）。

【**性味与归经**】 辛、甘，平。归肝、肾、脾经。

【**功能与主治**】 补益肝肾，固精缩尿，安胎，明目，止泻；外用消风祛斑。用于肝肾不足，腰膝酸软，阳痿遗精，遗尿尿频，肾虚胎漏，胎动不安，目昏耳鸣，脾肾虚泻；外治白癜风。

【**炮制作用**】 盐蒸引药入肾，增强补肝肾的作用。

【**用法与用量**】 6～12g。外用适量。

【**贮藏**】 置通风干燥处。

起草单位：广州白云山中一药业有限公司
复核单位：广东省药品检验所

胎 菊

Taiju

CHRYSANTHEMI FLOS

本品为菊科植物菊 Chrysanthemum morifolium Ramat. 的干燥花蕾（未完全开放）的炮制加工品。

【炮制】 除去总花梗、叶等杂质，筛去灰屑。

【性状】 本品呈类球形，直径0.6～1.3cm。总苞碟状；总苞片3～4层，黄绿色或褐绿色。舌状花为总苞片所隐藏或部分外露，内卷，类白色、浅黄色或黄色；管状花为舌状花所隐藏，深黄色。气清香，味甘、微苦。

【鉴别】 （1）本品粉末黄白色。花粉粒类球形，直径32～37μm，表面有网孔纹及短刺，具3孔沟。T形毛较多，顶端细胞长大，两臂近等长，柄2～4细胞。腺毛头部鞋底状，6～8细胞两两相对排列。草酸钙簇晶较多，细小。

（2）取本品1g，剪碎，加石油醚（30～60℃）20ml，超声处理10分钟，弃去石油醚，药渣挥干，加稀盐酸1ml与乙酸乙酯50ml，超声处理30分钟，滤过，滤液蒸干，残渣加甲醇2ml使溶解，作为供试品溶液。另取菊花对照药材1g，同法制成对照药材溶液。再取绿原酸对照品，加乙醇制成每1ml含0.5mg的溶液，作为对照品溶液。照薄层色谱法（《中国药典》2020年版通则0502）试验，吸取上述三种溶液各0.5～1μl，分别点于同一聚酰胺薄膜上，以甲苯-乙酸乙酯-甲酸-冰醋酸-水（1：15：1：1：2）的上层溶液为展开剂，展开，取出，晾干，置紫外光灯（365nm）下检视。供试品色谱中，在与对照药材色谱和对照品色谱相应的位置上，显相同颜色的荧光斑点。

【检查】 水分 照水分测定法（《中国药典》2020年版通则0832 第二法）测定，不得过15.0%。

【含量测定】 照高效液相色谱法（《中国药典》2020年版通则0512）测定。

色谱条件与系统适用性试验 以十八烷基硅烷键合硅胶为填充剂；以乙腈为流动相A，

以0.1%磷酸溶液为流动相B,按下表中的规定进行梯度洗脱;检测波长为348nm。理论板数按3,5-O-二咖啡酰奎宁酸峰计算应不低于8 000。

时间(分钟)	流动相A(%)	流动相B(%)
0～11	10→18	90→82
11～30	18→20	82→80
30～40	20	80

对照品溶液的制备 取绿原酸对照品、木犀草苷对照品、3,5-O-二咖啡酰奎宁酸对照品适量,精密称定,置棕色量瓶中,加70%甲醇制成每1ml含绿原酸35μg、木犀草苷25μg、3,5-O-二咖啡酰奎宁酸80μg的混合溶液,即得(10℃以下保存)。

供试品溶液的制备 取本品粉末(过一号筛)约0.25g,精密称定,置具塞锥形瓶中,精密加入70%甲醇25ml,称定重量,超声处理(功率300W,频率45kHz)40分钟,放冷,再称定重量,用70%甲醇补足减失的重量,摇匀,滤过,取续滤液,即得。

测定法 分别精密吸取对照品溶液与供试品溶液各5μl,注入液相色谱仪,测定,即得。

本品按干燥品计算,含绿原酸($C_{16}H_{18}O_9$)不得少于0.20%,含木犀草苷($C_{21}H_{20}O_{11}$)不得少于0.080%,含3,5-O-二咖啡酰奎宁酸($C_{25}H_{24}O_{12}$)不得少于0.70%。

【**性味与归经**】 甘、苦,微寒。归肺、肝经。

【**功能与主治**】 散风清热,平肝明目。用于风热感冒,头痛眩晕,目赤肿痛,眼目昏花。

【**用法与用量**】 5～10g。

【**贮藏**】 置阴凉干燥处,密闭保存,防霉,防蛀。

起草单位: 康美药业股份有限公司
复核单位: 广东省药品检验所

银柴胡（段）

Yinchaihu（Duan）

STELLARIAE RADIX CONSISA

本品为石竹科植物银柴胡 *Stellaria dichotoma* L. var. *lanceolata* Bge. 干燥根的炮制加工品。

【炮制】 取原药材，除去杂质，洗净，润透，切段，干燥。

【性状】 本品呈类圆柱形，偶有分枝，长2~5cm，直径0.5~2.5cm。表面浅棕黄色至浅棕色，有扭曲的纵皱纹和支根痕，多具孔穴状或盘状凹陷，习称"砂眼"。根头部略膨大，有密集的呈疣状突起的芽苞、茎或根茎的残基，习称"珍珠盘"。质硬而脆，易折断，断面不平坦，较疏松，有裂隙，皮部甚薄，木部有黄、白色相间的放射状纹理。气微，味甘。

栽培品呈类圆柱形，偶有分枝，长2~5cm，直径0.2~1.2cm。表面浅棕黄色或浅黄棕色，纵皱纹细腻明显，细支根痕多呈点状凹陷。几无砂眼。根头部有多数疣状突起。折断面质地较紧密，几无裂隙，略显粉性，木部放射状纹理不甚明显。味微甜。

【鉴别】 （1）本品横切面：木栓细胞数列至10余列。栓内层较窄。韧皮部筛管群明显。形成层成环。木质部发达。射线宽至10余列细胞。薄壁细胞含草酸钙砂晶，以射线细胞中为多见。

（2）取本品粉末1g，加无水乙醇10ml，浸渍15分钟，滤过。取滤液2ml，置紫外光灯（365nm）下观察，显亮蓝微紫色的荧光。

（3）取本品粉末0.1g，加甲醇25ml，超声处理10分钟，滤过，滤液置50ml量瓶中，用甲醇稀释至刻度。照紫外-可见分光光度法（《中国药典》2020年版通则0401）测定，在270nm波长处有最大吸收。

【检查】 水分　不得过12.0%（《中国药典》2020年版通则0832　第二法）。

酸不溶性灰分 不得过5.0%（《中国药典》2020年版通则2302）。

【**浸出物**】 照醇溶性浸出物测定法（《中国药典》2020年版通则2201）项下的冷浸法测定，用甲醇作溶剂，不得少于20.0%。

【**性味与归经**】 甘，微寒。归肝、胃经。

【**功能与主治**】 清虚热，除疳热。用于阴虚发热，骨蒸劳热，小儿疳热。

【**用法与用量**】 3～10g。

【**贮藏**】 置通风干燥处，防蛀。

起草单位：广东省中药研究所检测中心
　　　　　广州智谱慧科技有限公司
复核单位：广州市药品检验所

炒猪牙皂

Chaozhuyazao

GLEDITSIAE FRUCTUS ABNORMALIS TOSTUS

本品为豆科植物皂荚 Gleditsia sinensis Lam. 的干燥不育果实的炮制加工品。

【炮制】 取净猪牙皂，置锅内，文火炒至色变深、发亮时，取出，放凉。

【性状】 本品呈圆柱形，略扁而弯曲，长5～11cm，宽0.7～1.5cm。表面紫褐色或紫黑色，有光泽，并有细小的疣状突起和线状或网状的裂纹，微具焦斑，顶端有鸟喙状花柱残基，基部有果梗残痕。质硬而脆，易折断，断面棕黄色，中间疏松，有淡绿色或淡棕黄色的丝状物，偶有发育不全的种子。略有焦香气，有刺激性，味先甜而后辣。

【鉴别】 （1）本品粉末棕黄色。石细胞众多，类圆形、长圆形或形状不规则，直径15～53μm。纤维大多成束，直径10～25μm，壁微木化，周围细胞含草酸钙方晶和少数簇晶，形成晶纤维；纤维束旁常伴有类方形厚壁细胞。草酸钙方晶长6～15μm，簇晶直径6～14μm。木化薄壁细胞甚多，纹孔和孔沟明显。果皮表皮细胞红棕色，表面观类多角形，壁较厚，表面可见颗粒状角质纹理。

（2）取本品粉末1g，加乙醇8ml，加热回流5分钟，放冷，滤过。取滤液0.5ml，置小瓷皿中，蒸干，放冷，加醋酐3滴，搅匀，沿皿壁加硫酸2滴，渐显红紫色。

（3）取本品粉末1g，加水10ml，煮沸10分钟，滤过，滤液强烈振摇，即产生持久的泡沫（持续15分钟以上）。

（4）取本品粉末1g，加甲醇10ml，超声处理30分钟，滤过，滤液蒸干，残渣加水10ml使溶解，加乙酸乙酯10ml振摇提取，取乙酸乙酯液，蒸干，残渣加甲醇1ml使溶解，作为供试品溶液。另取猪牙皂对照药材1g，同法制成对照药材溶液。照薄层色谱法（《中国药典》2020年版通则0502）试验，吸取上述两种溶液各10μl，分别点于同一硅胶G薄层板上，以三氯甲烷-甲醇-水-冰醋酸（18∶1∶0.6∶0.2）的下层溶液为展开剂，展开，取出，晾干，喷以10%硫酸乙醇溶液，在105℃加热5分钟，置紫外光灯（365nm）下检视。供试品色谱中，在与对照药材色谱相应的位置上,显相同颜色的荧光斑点。

【检查】 水分　不得过13.0%(《中国药典》2020年版通则0832　第二法)。

总灰分　不得过5.0%(《中国药典》2020年版通则2302)。

【性味与归经】 辛、咸,温;有小毒。归肺、大肠经。

【功能与主治】 祛痰开窍,散结消肿。用于中风口噤,昏迷不醒,癫痫痰盛,关窍不通,喉痹痰阻,顽痰喘咳,咳痰不爽,大便燥结;外治痈肿。

【炮制作用】 猪牙皂生品有小毒,炒制可降毒,缓和药性。

【用法与用量】 1~1.5g,多入丸散用。外用适量,研末吹鼻取嚏或研末调敷患处。

【注意】 孕妇及咯血、吐血患者禁用。

【贮藏】 置通风干燥处,防蛀。

起草单位:广州诺金制药有限公司
　　　　　广东格典中药研究有限公司
复核单位:广州市药品检验所

炒 鹿 角 胶

Chaolujiaojiao

CERVI CORNUS COLLA TOSTA

本品为鹿角胶的炮制加工品。

【炮制】 取鹿角胶，捣成碎块或烘软后切2~4cm方块或类方块，照砂炒法（《中国药典》2020年版通则0213）用蛤粉烫至类圆球形，内无溏心时，取出，筛去蛤粉，放凉。

【性状】 本品呈类卵球形。表面黄白色或淡黄色，附有白色粉末。体轻，质酥，易碎。断面中空或多孔状，黄白色或淡黄色。气微，味微甜。

【鉴别】 取本品粉末0.1g，加1%碳酸氢铵溶液50ml，超声处理30分钟，用微孔滤膜滤过，取续滤液100μl，置微量进样瓶中，加胰蛋白酶溶液10μl（取序列分析用胰蛋白酶，加1%碳酸氢铵溶液制成每1ml中含1mg的溶液，临用时新配），摇匀，37℃恒温酶解12小时，作为供试品溶液。另取鹿角胶对照药材0.1g，同法制成对照药材溶液。照高效液相色谱法（《中国药典》2020年版通则0512）-质谱法（《中国药典》2020年版通则0431）试验，以十八烷基硅烷键合硅胶为填充剂（色谱柱内径为2.1mm）；以乙腈为流动相A，以0.1%甲酸溶液为流动相B，按下表中的规定进行梯度洗脱；流速为每分钟0.3ml。采用质谱检测器，电喷雾正离子模式（ESI$^+$），进行多反应监测（MRM），选择质荷比（m/z）765.4（双电荷）→554.0和m/z 765.4（双电荷）→733.0作为检测离子对。取鹿角胶对照药材溶液，进样5μl，按上述检测离子对测定的MRM色谱峰的信噪比均应大于3:1。

时间（分钟）	流动相A（%）	流动相B（%）
0~25	5→20	95→80
25~40	20→50	80→50

吸取供试品溶液5μl，注入高效液相色谱-质谱联用仪，测定。以质荷比（m/z）765.4（双电荷）→554.0和m/z 765.4（双电荷）→733.0离子对提取的供试品离子流色谱中，应同

时呈现与对照药材色谱保留时间一致的色谱峰。

【检查】 水分　取本品1g，精密称定，加水2ml，加热溶解后，置水浴上蒸干，使厚度不超过2mm，照水分测定法（《中国药典》2020年版通则0832 第二法）测定，不得过15.0%。

总灰分　不得过3.0%（《中国药典》2020年版通则2302）。

重金属　取总灰分项下的残渣，依法检查（《中国药典》2020年版通则0821 第二法），不得过30mg/kg。

砷盐　取本品1.0g，加氢氧化钙1g，混合，加少量水，搅匀，干燥后，先用小火烧灼使炭化，再在500~600℃炽灼使完全灰化，放冷，加盐酸5ml与水2ml，照砷盐检查法（《中国药典》2020年版通则0822）检查，不得过2mg/kg。

【含量测定】 照高效液相色谱法（《中国药典》2020年版通则0512）测定。

色谱条件与系统适用性试验　以十八烷基硅烷键合硅胶为填充剂；以乙腈-0.1mol/L醋酸钠溶液（用醋酸调节pH值至6.5）（7:93）为流动相A，以乙腈-水（4:1）为流动相B，按下表中的规定进行梯度洗脱；检测波长为254nm。柱温为43℃。理论板数按L-羟脯氨酸峰计算应不低于4 000。

时间（分钟）	流动相A（%）	流动相B（%）
0~11	100→93	0→7
11~13.9	93→88	7→12
13.9~14	88→85	12→15
14~29	85→66	15→34
29~30	66→0	34→100

对照品溶液的制备　取L-羟脯氨酸对照品、甘氨酸对照品、丙氨酸对照品、L-脯氨酸对照品适量，精密称定，加0.1mol/L盐酸溶液制成每1ml含L-羟脯氨酸70μg、甘氨酸0.14mg、丙氨酸60μg、L-脯氨酸70μg的混合溶液，即得。

供试品溶液的制备　取本品粗粉约0.25g，精密称定，置25ml量瓶中，加0.1mol/L盐酸溶液20ml，超声处理（功率300W，频率40kHz）30分钟，放冷，加0.1mol/L盐酸溶液至刻度，摇匀。精密量取2ml，置5ml安瓿中，加盐酸2ml，150℃水解1小时，放冷，移至蒸发皿中，用水10ml分次洗涤，洗液并入蒸发皿中，蒸干，残渣加0.1mol/L盐酸溶液溶解，转移至25ml量瓶中，用0.1mol/L盐酸溶液稀释至刻度，摇匀，即得。

精密量取上述对照品溶液和供试品溶液各5ml，分别置25ml量瓶中，各加0.1mol/L异硫氰酸苯酯（PITC）的乙腈溶液2.5ml，1mol/L三乙胺的乙腈溶液2.5ml，摇匀，室温放置1小时后，用50%乙腈稀释至刻度，摇匀。取10ml，加正己烷10ml，振摇，放置10分钟，取下层溶液，滤过，取续滤液，即得。

测定法 分别精密吸取衍生化后的对照品溶液和供试品溶液各5μl，注入液相色谱仪，测定，即得。

本品按干燥品计算，含L-羟脯氨酸不得少于6.6%，含甘氨酸不得少于13.3%，含丙氨酸不得少于5.2%，含L-脯氨酸不得少于7.5%。

【性味与归经】 甘、咸，温。归肾、肝经。

【功能与主治】 温补肝肾，益精养血。用于肝肾不足所致的腰膝酸冷，阳痿遗精，虚劳羸瘦，崩漏下血，便血尿血，阴疽肿痛。

【炮制作用】 便于有效成分的煎出。

【用法与用量】 3~6g。

【注意】 阴虚阳亢及火热内蕴之出血、咳嗽、疮疡、疟痢者禁服。

【贮藏】 密闭。

起草单位： 广东心宝药业科技有限公司
复核单位： 广东省药品检验所

鹿 尾 巴

Luweiba

CERVI CAUDA

本品为鹿科动物马鹿 *Cervus elaphus* Linnaeus 或梅花鹿 *Cervus nippon* Temminck 的干燥尾巴的炮制加工品。

【炮制】 取净鹿尾巴，用火燎去毛茸，洗净，干燥。

【性状】 **马鹿** 呈舌形。表面紫红色至紫黑色，平滑有光泽，常有少数皱沟。先端钝圆，基部微宽，割断面常呈钝角形。完整者边缘肥厚，背面隆起，腹面凹陷。质坚硬。气微腥。

梅花鹿 呈长圆锥形。先端尖，基部不规则。表面有纵棱及皱沟。

【检查】 **水分** 照水分测定法（《中国药典》2020年版通则0832 第二法）测定，不得过13.0%。

总灰分 不得过17.0%（《中国药典》2020年版通则2302）。

【浸出物】 照醇溶性浸出物测定法（《中国药典》2020年版通则2201）项下的热浸法测定，用乙醇作溶剂，不得少于15.0%。

【性味与归经】 甘、咸，温。归肾经。

【功能与主治】 暖腰膝，壮阳生精。用于肾虚腰膝冷痛，屈伸不利，遗精阳痿，头昏耳鸣。

【用法与用量】 10～15g；煎汤或入丸散。

【贮藏】 置阴凉干燥处，防蛀。

起草单位：广州市香雪制药股份有限公司
复核单位：广东省药品检验所

蒸淫羊藿

Zhengyinyanghuo

EPIMEDII FOLIUM PRAEPARATUM

本品为小檗科植物淫羊藿 *Epimedium brevicornu* Maxim.、箭叶淫羊藿 *Epimedium sagittatum*（Sieb. et Zucc.）Maxim.、柔毛淫羊藿 *Epimedium pubescens* Maxim. 或朝鲜淫羊藿 *Epimedium koreanum* Nakai 的干燥叶的炮制加工品。

【炮制】 取净淫羊藿，用水拌匀，稍润，蒸2~4小时，熟透，取出，干燥。

【性状】 本品呈丝片状。长2~10cm，宽0.2~3cm，略扭曲，浅黄褐色、浅绿褐色或浅棕褐色，细脉两面凸起，网脉明显；近革质。气微，味微苦。

【鉴别】 取本品粉末0.5g，加乙醇10ml，温浸30分钟，滤过，滤液蒸干，残渣加乙醇1ml使溶解，作为供试品溶液。另取淫羊藿苷对照品，加甲醇制成每1ml含1.0mg的溶液，作为对照品溶液。照薄层色谱法（《中国药典》2020年版通则0502）试验，吸取供试品溶液10μl和对照品溶液5μl，分别点于同一硅胶H薄层板上，以乙酸乙酯-丁酮-甲酸-水（10:1:1:1）为展开剂，展开，取出，晾干，置紫外光灯（365nm）下检视。供试品色谱中，在与对照品色谱相应的位置上，显相同的暗红色斑点；喷以三氯化铝试液，置紫外光灯（365nm）下检视，显相同颜色的荧光斑点。

【检查】 水分 不得过12.0%（《中国药典》2020年版通则0832 第二法）。

总灰分 不得过8.0%（《中国药典》2020年版通则2302）。

【浸出物】 照醇溶性浸出物测定法（《中国药典》2020年版通则2201）项下的冷浸法测定，用稀乙醇作溶剂，不得少于15.0%。

【含量测定】 总黄酮 精密量取〔含量测定〕总黄酮醇苷项下的供试品溶液0.5ml，置50ml量瓶中，用甲醇稀释至刻度，摇匀，作为供试品溶液。另取淫羊藿苷对照品适量，精密称定，加甲醇制成每1ml含10μg的溶液，作为对照品溶液。分别取供试品溶液和对照品溶液，以相应试剂为空白，照紫外-可见分光光度法（《中国药典》2020年版通则0401），在270nm波长处测定吸光度，计算，即得。

本品按干燥品计算，含总黄酮以淫羊藿苷（$C_{33}H_{40}O_{15}$）计，不得少于5.0%。

总黄酮醇苷 照高效液相色谱法（《中国药典》2020年版通则0512）测定。

色谱条件与系统适用性试验 以十八烷基硅烷键合硅胶为填充剂（柱长为250mm，内径为4.6mm）；以乙腈为流动相A，水为流动相B，按下表中的规定进行梯度洗脱；柱温为30℃；检测波长为270nm。理论板数按淫羊藿苷峰计算应不低于8 000。

时间（分钟）	流动相A（%）	流动相B（%）
0～30	24→26	76→74
30～31	26→45	74→55
31～45	45→47	55→53

对照品溶液的制备 取淫羊藿苷对照品适量，精密称定，加甲醇制成每1ml含40μg的溶液，即得。

供试品溶液的制备 取本品粉末（过三号筛）约0.2g，精密称定，置具塞锥形瓶中，精密加入稀乙醇20ml，称定重量，超声处理（功率100W，频率40kHz）1小时，放冷，再称定重量，用稀乙醇补足减失的重量，摇匀，滤过，取续滤液，即得。

测定法 分别精密吸取对照品溶液与供试品溶液各10μl，注入液相色谱仪，测定。以淫羊藿苷对照品为参照，以其相应的峰为S峰，计算朝藿定A、朝藿定B、朝藿定C峰的相对保留时间，其相对保留时间应在规定值的±5%之内。相对保留时间及校正因子见下表。

待测成分（峰）	相对保留时间	校正因子
朝藿定A	0.73	1.35
朝藿定B	0.81	1.28
朝藿定C	0.90	1.22
淫羊藿苷（S）	1.00	1.00

以淫羊藿苷对照品为对照，分别乘以校正因子，计算朝藿定A、朝藿定B、朝藿定C和淫羊藿苷的含量。

本品按干燥品计算，含朝藿定A（$C_{39}H_{50}O_{20}$）、朝藿定B（$C_{38}H_{48}O_{19}$）、朝藿定C

（$C_{39}H_{50}O_{19}$）和淫羊藿苷（$C_{33}H_{40}O_{15}$）的总量，朝鲜淫羊藿不得少于0.50%；淫羊藿、柔毛淫羊藿、箭叶淫羊藿均不得少于1.5%。

【性味与归经】 辛、甘，温。归肝、肾经。

【功能与主治】 补肾阳，强筋骨，祛风湿。用于肾阳虚衰，阳痿遗精，筋骨痿软，风湿痹痛，麻木拘挛。

【炮制作用】 增强补肾阳作用。

【用法与用量】 6~10g。

【贮藏】 置通风干燥处。

起草单位：广东心宝药业科技有限公司
广州万正药业有限公司
复核单位：惠州市食品药品检验所

盐 蒸 续 断

Yanzhengxuduan

DIPSACI RADIX SALATA

本品为川续断科植物川续断 Dipsacus asper Wall. ex Henry 的干燥根的炮制加工品。

【炮制】 取净续断，用食盐水拌匀，闷润，待食盐水被吸尽后，蒸2~4小时，熟透，取出，切段或片，干燥。

每100kg续断，用食盐1.5kg。

【性状】 本品呈圆柱形，略扁，有的微弯曲，长2~15cm，直径0.2~2cm。表面灰褐色或黑褐色，有稍扭曲或明显扭曲的纵皱及沟纹，可见横列的皮孔样斑痕和少数须根痕。质软，久置后变硬，易折断，断面不平坦，皮部墨绿色或棕色，外缘褐色或淡褐色，木部棕褐色，导管束呈放射状排列。气微香，味咸、苦、微甜而后涩。

【鉴别】 （1）粉末黄棕色。草酸钙簇晶甚多，直径15~50μm，散在或存在于皱缩的薄壁细胞中，有时数个排列成紧密的条状。纺锤形薄壁细胞壁稍厚，有斜向交错的细纹理。具缘纹孔导管和网纹导管直径约至72（90）μm。木栓细胞淡棕色，表面观类长方形、类方形、多角形或长多角形，壁薄。

（2）取本品粉末3g，加浓氨试液4ml，拌匀，放置1小时，加三氯甲烷30ml，超声处理30分钟，滤过，滤液用盐酸溶液（4→100）30ml分次振摇提取，提取液用浓氨试液调节pH值至10，再用三氯甲烷20ml分次振摇提取，合并三氯甲烷液，浓缩至0.5ml，作为供试品溶液。另取续断对照药材3g，同法制成对照药材溶液。照薄层色谱法（《中国药典》2020年版通则0502）试验，吸取上述两种溶液各5μl，分别点于同一硅胶G薄层板上，以乙醚-丙酮（1:1）为展开剂，展开，取出，晾干，喷以改良碘化铋钾试液。供试品色谱中，在与对照药材色谱相应的位置上，显相同颜色的斑点。

（3）取本品粉末0.2g，加甲醇15ml，超声处理30分钟，滤过，滤液蒸干，残渣加甲醇2ml使溶解，作为供试品溶液。另取川续断皂苷Ⅵ对照品，加甲醇制成每1ml含1mg的溶液，作为对照品溶液。照薄层色谱法（《中国药典》2020年版通则0502）试验，吸取上述两种溶液各5μl，分别点于同一硅胶G薄层板上，以正丁醇–醋酸–水（4∶1∶5）的上层溶液为展开剂，展开，取出，晾干，喷以10%硫酸乙醇溶液，加热至斑点显色清晰，供试品色谱中，在与对照品色谱相应的位置上，显相同颜色的斑点。

【检查】 水分 不得过10.0%（《中国药典》2020年版通则0832 第二法）测定。

总灰分 不得过12.0%（《中国药典》2020年版通则2302）。

酸不溶性灰分 不得过3.0%（《中国药典》2020年版通则2302）。

【浸出物】 照水溶性浸出物测定法（《中国药典》2020年版通则2201）项下的热浸法测定，不得少于45.0%。

【含量测定】 照高效液相色谱法（《中国药典》2020年版通则0512）测定。

色谱条件与系统适用性试验 以十八烷基硅烷键合硅胶为填充剂；以乙腈–水（30∶70）为流动相；检测波长为212nm。理论板数按川续断皂苷Ⅵ峰计算应不低于3 000。

对照品溶液的制备 取川续断皂苷Ⅵ对照品适量，精密称定，加甲醇制成每1ml含1.5mg的溶液。精密量取1ml，置10ml量瓶中，用流动相稀释至刻度，摇匀，即得。

供试品溶液的制备 取本品细粉约0.5g，精密称定，置具塞锥形瓶中，精密加入甲醇25ml，密塞，称定重量，超声处理（功率100W，频率40kHz）30分钟，放冷，再称定重量，用甲醇补足减失的重量，摇匀，滤过，精密量取续滤液5ml，置50ml量瓶中，用流动相稀释至刻度，摇匀，即得。

测定法 分别精密吸取对照品溶液与供试品溶液各20μl，注入液相色谱仪，测定，即得。

本品按干燥品计算，含川续断皂苷Ⅵ（$C_{47}H_{76}O_{18}$）不得少于2.0%。

【性味与归经】 苦、辛，微温。归肝、肾经。

【功能与主治】 补肝肾，强筋骨，续折伤，止崩漏。用于肝肾不足，腰膝酸软，风湿痹痛，跌扑损伤，筋伤骨折，崩漏，胎漏。

【炮制作用】 引药入肾，增强补肝肾作用。

【用法与用量】 9～15g。

【贮藏】 置干燥处。

起草单位：广东心宝药业科技有限公司
复核单位：广东省中药研究所检测中心

盐 锁 阳

Yansuoyang

CYNOMORII HERBA SALATUS

本品为锁阳科植物锁阳 *Cynomorium songaricum* Rupr. 的干燥肉质茎经蒸制的炮制加工品。

【炮制】 取净锁阳，用食盐水拌匀，待食盐水被吸尽后，稍闷，蒸至透心，取出，切片，晒干。

每100kg锁阳，用食盐2kg。

【性状】 本品呈不规则圆形或条状，微弯曲。表面深棕色至棕黑色。体重，质硬，切面棕色至棕褐色，有黄色三角状维管束。气微，味甘而微咸。

【鉴别】 （1）粉末黄棕色。淀粉粒极多，常存在于含棕色物的薄壁细胞中，或包埋于棕色块中；单粒类球形或椭圆形，直径4~32μm，脐点十字状、裂缝状或点状，大粒层纹隐约可见。栓内层细胞淡棕色，表面观呈类方形或类长方形，壁多细波状弯曲，有的表面有纹理。导管黄棕色或近无色，主为网纹导管，也有螺纹导管，有的导管含淡棕色物。棕色块形状不一，略透明，常可见圆孔状腔隙。

（2）取本品粉末1g，加水10ml，浸渍30分钟，滤过，取滤液作为供试品溶液。另取脯氨酸对照品，加水制成每1ml含2mg的溶液，作为对照品溶液。照薄层色谱法（《中国药典》2020年版通则0502）试验，吸取两种溶液各5μl，分别点于同一硅胶H薄层板上，以正丙醇-冰醋酸-乙醇-水（4:1:1:2）为展开剂，展开，取出，晾干，喷以吲哚醌试液，晾干，在100℃加热至斑点显色清晰。供试品色谱中，在与对照品色谱相应的位置上，显相同颜色的斑点。

（3）取本品粉末1g，加乙酸乙酯20ml，超声处理30分钟，滤过，滤液浓缩至1ml，作为供试品溶液。另取熊果酸对照品，加甲醇制成每1ml含0.5mg的溶液，作为对照品溶液。照薄层色谱法（《中国药典》2020年版通则0502）试验，吸取供试品溶液10μl、对照品溶液

4μl，分别点于同一硅胶G薄层板上，以甲苯-乙酸乙酯-甲酸（20∶4∶0.5）作为展开剂，展开，取出，晾干，喷以10%硫酸乙醇溶液，加热至斑点显色清晰。供试品色谱中，在与对照品色谱相应的位置上，显相同的紫红色斑点。

【检查】 杂质　不得过2.0%（《中国药典》2020年版通则2301）。

水分　不得过12.0%（《中国药典》2020年版通则0832　第二法）。

总灰分　不得过14.0%（《中国药典》2020年版通则2302）。

【浸出物】 照醇溶性浸出物测定法（《中国药典》2020年版通则2201）项下的热浸法测定，用乙醇作溶剂，不得少于14.0%。

【性味与归经】 甘，温。归肝、肾、大肠经。

【功能与主治】 补肾阳，益精血，润肠通便。用于肾阳不足，精血亏虚，腰膝痿软，阳痿滑精，肠燥便秘。

【炮制作用】 增强补肝壮肾作用。

【用法与用量】 5～10g。

【贮藏】 置通风干燥处。

起草单位：广东心宝药业科技有限公司
复核单位：惠州市食品药品检验所

滑石（块）

Huashi（Kuai）

TALCUM

本品为硅酸盐类矿物滑石族滑石的炮制加工品。

【炮制】 除去杂质，洗净，干燥，砸成小块。

【性状】 本品呈不规则的块状或扁块状。白色、黄白色或淡蓝灰色，有蜡样光泽。质软，细腻，手摸有滑润感，无吸湿性，置水中不崩散。气微，味淡。

【鉴别】 （1）取本品粉末0.2g，置铂坩埚中，加等量氟化钙或氟化钠粉末，搅拌，加硫酸5ml，微热，立即将悬有1滴水的铂坩埚盖盖上，稍等片刻，取下铂坩埚盖，水滴出现白色浑浊。

（2）取本品粉末0.5g，置烧杯中，加入盐酸溶液（4→10）10ml，盖上表面皿，加热至微沸，不时摇动烧杯，并保持微沸40分钟，取下，用快速滤纸滤过，用水洗涤残渣4～5次。取残渣约0.1g，置铂坩埚中，加入硫酸（1→2）10滴和氢氟酸5ml，加热至冒三氧化硫白烟时，取下冷却后，加水10ml使溶解，取溶液2滴。加镁试剂（取对硝基偶氮间苯二酚0.01g溶于4%氢氧化钠溶液1 000ml中）1滴，滴加氢氧化钠溶液（4→10）使成碱性，生成天蓝色沉淀。

【性味与归经】 甘、淡，寒。归膀胱、肺、胃经。

【功能与主治】 利尿通淋，清热解暑；外用祛湿敛疮。用于热淋、石淋、尿热涩痛，暑湿烦渴，湿热水泻；外治湿疹，湿疮，痱子。

【用法与用量】 10～20g，先煎。外用适量。

【贮藏】 置干燥处。

起草单位：广州市番禺区食品药品检验所
　　　　　广州智谱慧科技有限公司
复核单位：梅州市食品药品监督检验所

炒薏苡仁

Chaoyiyiren

COICIS SEMEN TOSTUM

本品为禾本科植物薏米 Coix lacryma-jobi L. var. ma-yuen（Roman.）Stapf 的干燥成熟种仁的炮制加工品。

【炮制】 取净薏苡仁，用文火至中火炒至表面微黄、有香气逸出时，取出，摊凉。

【性状】 本品呈圆球形或椭圆球形，松脆膨胀。表面微黄色至灰黄色，略带焦斑，有的微鼓起，背面圆凸，腹面有1条较宽而深的纵沟。质坚实，断面白色至黄白色。有焦香气，味微甜。

【鉴别】 （1）本品粉末淡类白色至淡黄白色。主要为淀粉粒，单粒类圆形或多面形，直径2~20μm，脐点星状；复粒少见，一般由2~3分粒组成。

（2）取本品粉末1g，加石油醚（60~90℃）30ml，超声处理30分钟，滤过，取滤液，作为供试品溶液。另取薏苡仁油对照提取物，加石油醚（60~90℃）制成每1ml含2mg的溶液，作为对照提取物溶液。照薄层色谱法（《中国药典》2020年版通则0502）试验，吸取上述两种溶液各2μl，分别点于同一硅胶G薄层板上，以石油醚（60~90℃）-乙醚-冰醋酸（83：17：1）为展开剂，展开，取出，晾干，喷以5%香草醛硫酸溶液，在105℃加热至斑点显色清晰。供试品色谱中，在与对照提取物色谱相应的位置上，显相同颜色的斑点。

【检查】 水分 不得过12.0%（《中国药典》2020年版通则0832 第二法）。

总灰分 不得过3.0%（《中国药典》2020年版通则2302）。

【浸出物】 照醇溶性浸出物测定法（《中国药典》2020年版通则2201）项下的热浸法测定，用无水乙醇作溶剂，不得少于5.5%。

【**性味与归经**】 甘、淡，凉。归脾、胃、肺经。

【**功能与主治**】 利水渗湿，健脾止泻，除痹，排脓，解毒散结。用于水肿，脚气，小便不利，脾虚泄泻，湿痹拘挛，肺痈，肠痈，赘疣，癌肿。

【**炮制作用**】 炒后增强醒脾健胃作用。

【**用法与用量**】 9～30g。

【**注意**】 孕妇慎用。

【**贮藏**】 置通风干燥处，防蛀。

起草单位：广州采芝林药业有限公司
广东格典中药研究有限公司
复核单位：广东省中药研究所检测中心

盐覆盆子

Yanfupenzi

RUBI FRUCTUS SALATUS

本品为蔷薇科植物华东覆盆子 Rubus chingii Hu 的干燥果实的炮制加工品。

【炮制】 取净覆盆子,用食盐水拌匀,闷润,待食盐水被吸尽后,蒸2~3小时,取出,干燥。

每100kg覆盆子,用食盐2kg。

【性状】 本品为聚合果,由多数小核果聚合而成,呈圆锥形或扁圆锥形,高0.6~1.3cm,直径0.5~1.2cm。表面黄棕色或棕褐色,顶端钝圆,基部中心凹入。宿萼棕褐色,下有果梗痕。小果易剥落,每个小果呈半月形,背面密被灰白色茸毛,两侧有明显的网纹,腹部有突起的棱线。体轻,质硬。气微,味微酸涩,略咸。

【鉴别】 （1）本品粉末棕黄色。非腺毛单细胞,长60~450μm,直径12~20μm,壁甚厚,木化,大多数具双螺纹,有的体部易脱落,足部残留而埋于表皮层,表面观圆多角形或长圆形,直径约至23μm,胞腔分枝,似石细胞状。草酸钙簇晶较多见,直径18~50μm。果皮纤维黄色,上下层纵横或斜向交错排列。

（2）取椴树苷对照品,加甲醇制成每1ml含0.1mg的溶液,作为对照品溶液。照薄层色谱法（《中国药典》2020年版通则0502）试验,吸取〔含量测定〕山柰酚-3-O-芸香糖苷项下的供试品溶液5μl,及上述对照品溶液2μl,分别点于同一硅胶G薄层板上,以乙酸乙酯-甲醇-水-甲酸（90：4：4：0.5）为展开剂,展开,取出,晾干,喷以三氯化铝试液,在105℃加热5分钟,在紫外光灯（365nm）下检视。供试品色谱中,在与对照品色谱相应的位置上,显相同颜色的荧光斑点。

【检查】 水分 照水分测定法（《中国药典》2020年版通则0832 第二法）测定,不得过12.0%。

总灰分 不得过9.0%（《中国药典》2020年版通则2302）。

酸不溶性灰分 不得过2.0%（《中国药典》2020年版通则2302）。

【浸出物】 照水溶性浸出物测定法（《中国药典》2020年版通则2201）项下的热浸法测定，不得少于9.0%。

【含量测定】 鞣花酸　照高效液相色谱法（《中国药典》2020年版通则0512）测定。

色谱条件与系统适用性试验 以十八烷基硅烷键合硅胶为填充剂；以乙腈-0.2%磷酸溶液（15∶85）为流动相；检测波长为254nm。理论板数按鞣花酸峰计算应不低于3 000。

对照品溶液的制备 取鞣花酸对照品适量，精密称定，加70%甲醇制成每1ml含5μg的溶液，即得。

供试品溶液的制备 取本品粉末（过四号筛）约0.5g，精密称定，置具塞锥形瓶中，精密加入70%甲醇50ml，称定重量，加热回流1小时，放冷，再称定重量，用70%甲醇补足减失的重量，摇匀，滤过，精密量取续滤液1ml，置5ml量瓶中，用70%甲醇稀释至刻度，摇匀，滤过，取续滤液，即得。

测定法 分别精密吸取对照品溶液与供试品溶液各10μl，注入液相色谱仪，测定，即得。

本品按干燥品计算，含鞣花酸（$C_{14}H_6O_8$）不得少于0.20%。

山奈酚-3-O-芸香糖苷 照高效液相色谱法（《中国药典》2020年版通则0512）测定。

色谱条件与系统适用性试验 以十八烷基硅烷键合硅胶为填充剂；以乙腈-0.2%磷酸溶液（15∶85）为流动相；检测波长为344nm。理论板数按山奈酚-3-O-芸香糖苷峰计算应不低于3 000。

对照品溶液的制备 取山奈酚-3-O-芸香糖苷对照品适量，精密称定，加甲醇制成每1ml含30μg的溶液，即得。

供试品溶液的制备 取本品粉末（过四号筛）约1g，精密称定，置具塞锥形瓶中，精密加入70%甲醇50ml，称定重量，加热回流提取1小时，放冷，再称定重量，用70%甲醇补足减失的重量，摇匀，滤过，精密量取续滤液25ml，蒸干，残渣加水20ml使溶解，用石油醚（30～60℃）振摇提取3次，每次20ml，弃去石油醚液，再用水饱和正丁醇振摇提取3次，每次20ml，合并正丁醇液，蒸干，残渣加甲醇适量使溶解，转移至5ml量瓶中，用甲醇稀释至刻度，摇匀，滤过，取续滤液，即得。

测定法 分别精密吸取对照品溶液与供试品溶液各10μl，注入液相色谱仪，测定，即得。

本品按干燥品计算，含山奈酚-3-O-芸香糖苷（$C_{27}H_{30}O_{15}$）不得少于0.018％。

【**性味与归经**】 甘、酸，温。归肝、肾、膀胱经。

【**功能与主治**】 益肾固精缩尿，养肝明目。用于遗精滑精，遗尿尿频，阳痿早泄，目暗昏花。

【**炮制作用**】 炮制后增强益肾固精缩尿的功效。

【**用法与用量**】 6～12g。

【**贮藏**】 置干燥处。

起草单位：广东心宝药业科技有限公司
广东格典中药研究有限公司
复核单位：广州市药品检验所

鳖甲（块）

Biejia（Kuai）

TRIONYCIS CARAPAX CONCISA

本品为鳖科动物鳖 *Trionyx sinensis* Wiegmann 干燥背甲的炮制加工品。

【炮制】 取鳖甲，置蒸锅内，沸水蒸45分钟，取出，放入热水中，立即用硬刷除去皮肉，洗净，干燥，打成碎块。

【性状】 本品为不规则的碎块，大小不一。一面灰白色、黑褐色或墨绿色，略有光泽，具不规则细密蠕虫状凹坑纹理及灰黄色或灰白色斑点；另一面类白色，光滑，部分可见凸起肋骨，先端伸出边缘。质坚硬。气微腥，味淡。

【检查】 水分　照水分测定法（《中国药典》2020年版通则0832　第二法）测定，不得过12.0%。

【浸出物】 照醇溶性浸出物测定法（《中国药典》2020年版通则2201）项下的热浸法测定，用稀乙醇作溶剂，不得少于5.0%。

【性味与归经】 咸，微寒。归肝、肾经。

【功能与主治】 滋阴潜阳，退热除蒸，软坚散结。用于阴虚发热，骨蒸劳热，阴虚阳亢，头晕目眩，虚风内动，手足瘛疭，经闭，癥瘕，久疟疟母。

【用法与用量】 9~24g，先煎。

【贮藏】 置干燥处，防蛀。

起草单位：康美药业股份有限公司
　　　　　广东格典中药研究有限公司
复核单位：深圳市药品检验研究院

醋鳖甲（块）

Cubiejia（Kuai）

TRIONYCIS CARAPAX CONCISA PRAEPARATA

本品为鳖科动物鳖 *Trionyx sinensis* Wiegmann 干燥背甲的炮制加工品。

【炮制】 取净鳖甲，照砂炒法（《中国药典》2020年版通则0213）用砂炒至表面淡黄色，取出，醋淬，干燥，打成碎块。

每100kg鳖甲，用醋20kg。

【性状】 本品为不规则的碎块，大小不一。一面黄棕色、黑褐色或墨绿色，略有光泽，具不规则细密蠕虫状凹坑纹理及黄色或黄白色斑点；另一面棕黄色，光滑，部分可见凸起肋骨，先端伸出边缘。质酥脆。略有醋气。

【检查】 水分　照水分测定法（《中国药典》2020年版通则0832　第二法）测定，不得过12.0%。

【浸出物】 照醇溶性浸出物测定法（《中国药典》2020年版通则2201）项下的热浸法测定，用稀乙醇作溶剂，不得少于7.5%。

【性味与归经】 咸，微寒。归肝、肾经。

【功能与主治】 滋阴潜阳，退热除蒸，软坚散结。用于阴虚发热，骨蒸劳热，阴虚阳亢，头晕目眩，虚风内动，手足瘈疭，经闭，癥瘕，久疟疟母。

【炮制作用】 易于粉碎和煎出有效成分，并矫臭矫味。醋制还能增强入肝消积、软坚散结作用。

【用法与用量】 9～24g，先煎。

【贮藏】 置干燥处，防蛀。

起草单位：康美药业股份有限公司
　　　　　广东格典中药研究有限公司
复核单位：深圳市药品检验研究院

附 录

附录 I 炮制通则

中药炮制是按照中医药理论，根据药材自身性质，以及调剂、制剂和临床应用的需要，所采取的一项独特的制药技术。

药材经净制、切制或炮炙等方法处理后，均称为"饮片"；药材必须净制后，方可进行切制或炮炙等处理。

炮制药材的用水，应为可供饮用的净水。炮制药材除另有规定外，应符合《中国药典》炮制通则和下列有关要求。

中药炮制的方法大致可分为修治、水制、火制、水火共制和其他制法五大类。

一、修治和切制

（一）修治

为了除去药材杂质、虫蛀和霉变品及非药用部分，提高清洁度，便于切制和加工，药材需进行修治。主要有如下方法。

1. **拣** 把混在药材中的杂质、虫蛀和霉变品及非药用部分拣去，或将药材按大小、粗细等进行分类，以使药材洁净和便于进一步加工处理的净制方法。常用手工操作或与簸、筛交替配合进行。拣有两个作用：

（1）除去杂质、虫蛀和霉变品：例如，乳香、没药、五灵脂中常含有木屑、砂石等，藿香、紫苏、淡竹叶中常夹杂有枯枝、腐叶及杂草等，可通过挑拣而剔除。

（2）将药材分档：例如，天南星、半夏、白芍、白附子、白术、大黄、木通等可通过挑拣来分档。

2. **簸** 将药材放在簸箕、竹匾等工具内扬簸，利用药材与杂质的轻重不同，通过上下簸动，除去杂物及非药用部分。

3. **筛** 根据药材和杂质的体积大小不同，选用不同规格的筛或箩，筛除药材中的泥土、砂石等杂质；或对药材进行大小分档；或筛去炮制辅料（麦麸、河砂、滑石粉、蛤粉、米、土粉等)的净制方法。有时筛与簸同时合用。筛簸工具有簸子、竹匾或畚箕等。

4. **去皮** 将药材的皮壳与肉或仁分开。有些药材皮壳与肉或仁在临床上有不同作用，必须分开；有些药材只用肉和仁而必须去皮(壳)。如砂仁、豆蔻、扁豆等皮与仁分用；鸦胆子、使君子、榧子等是用肉(仁)而去皮(壳)。

5. **去毛** 因有些药材表面有茸毛，而毛会黏附或刺激咽喉，引起咳嗽或呕吐，所以必须去除，去毛的方法有以下几种：

(1) 刷：用硬毛刷子刷去药材表面的绒毛或污物。如枇杷叶去毛。

(2) 刮：用刀或锋利的玻璃片、瓷片等利器刮去表面的毛状物、附着物或不可供药用的粗皮。如肉桂、厚朴的粗皮的去除。

(3) 燎：用火焰燎烧，再用刷子刷净，有些质硬而有茸毛的药材，如鹿茸茸毛的去除。

(4) 烫：将砂子炒热至200～300℃后，加入药材拌炒，使茸毛烫焦，再用刷子刷净，如马钱子茸毛的去除。

(5) 炒：用热锅炒制药材，使表面附有的硬刺和毛须去掉。如香附等，可将锅烧热，把药材和毛须炒焦后筛去。如苍耳子、金樱子等，亦可用此法将硬刺去掉。

6. **剔** 用刀或锥子等适当的工具，挖去药材深部缝隙内不可入药的部分或杂质异物。如猪苓中夹带的碎石和砂泥的去除。

7. **抽** 用水先将药材湿润，待木心与皮部易分离时，进行抽心。如牡丹皮、巴戟天的去心等。

8. **碾** 用石碾或铁碾船(槽碾)等工具将药材碾成粗粉，除去外表的非药用部分，如白蒺藜刺的去除。

9. **劈** 用刀或斧头将大块或坚硬的药材劈碎，以便使用或再次加工，如苏木、降香、油松节的加工等。

10. **压榨** 用手工或机器挤压药材中的油或取其鲜汁。如巴豆、千金子去油，生姜取汁等。

11. **制绒** 用捶打、推搓，将有些纤维性药材捣成棉絮状物。如艾绒、麻黄绒、大腹皮的加工等。

12. **拌衣** 用拌的方法，为某些药材拌衣，如朱砂拌衣，即将朱砂细粉均匀地拌在某些药材上，如朱茯神、朱麦冬、朱灯芯的加工等。

(二) **切制**

为了使药材与溶剂的接触面增大，有效成分易于煎出，使炮制的辅料(如酒、醋、蜜等）易于渗入药材组织内部，需对药材进行切制。切制后的饮片还便于干燥、贮藏及调配。

切制分手工切制与机械切制两种：①手工切制是将经浸润适当的药材，用切药刀根据不同的要求切成片、块、段，或用刮刀将角质类药材刮成丝，或用镑刀、刨子将坚硬的骨角质类药材镑成薄片，如镑鹿角、羚羊角等。②机械切制是将浸润适当的药材装入切药机内，切成厚薄均匀的饮片。

切制的主要方法有：

1. **切片** 切制品大小厚薄的规格通常为：

（1）极薄片：厚度为0.5mm以下。适用于木质类及动物骨、角质类的药材。常用的药材有羚羊角、鹿茸、降香等。

（2）薄片：厚度为1~2mm。适用于长条形的、质地致密坚实且切薄片不易破碎的药材。常用的药材有白芍、乌药、槟榔、当归、天麻、三棱等。

（3）厚片：厚度为2~4mm。适用于含粉性的药材和质地松软、黏性大、切薄片易破碎的药材。常用的药材有茯苓、山药、天花粉、泽泻、丹参、升麻、南沙参等。

2. **切丝** 细丝宽2~3mm，宽丝宽5~10mm。细丝适用于皮类药材，宽丝适用于叶类药材。常用的切成细丝的药材有黄柏、厚朴、桑白皮、陈皮等。切成宽丝的药材有枇杷叶、淫羊藿、荷叶等。

3. **切段** 短段为5~10mm；长段为10~15mm。适用于黏液质较重的，质软而黏的，不易切片的药材以及全草类；形态细长，内含成分易于煎出的药材。常用的药材有薄荷、荆芥、党参、青蒿、怀牛膝、北沙参、广藿香、石斛、芦根、麻黄、忍冬藤等。

4. **切块、粒** 为8~12mm的方块。适用于煎煮时易糊化的药材。常用的药材有阿胶丁、葛根块、茯苓粒等。

切制品的干燥温度，除另有规定外，一般不超过80℃，含挥发性成分的药材以不超过60℃为宜。

二、水制

利用水或其他液体辅料如酒、醋等处理药材的方法，称为"水制"。目的是使其清洁、软化，以便于切片、粉碎或降低药材的毒性和副作用。主要的方法如下：

（一）抢水洗（淘洗）

用清水洗涤药材，随洗随捞，以除去泥沙等杂质；或将药材盛入箩筐等盛器中，在清水中淘洗。抢水洗适用于质地疏松的芳香性药材，如防风、细辛、陈皮等。洗时勿使药材在水中浸泡过久，切片后应注意及时干燥，防止霉变。

（二）浸泡

药材加清水或其他液体，如酒、醋、姜汁等浸泡至适当的程度，目的是使药材柔润，便于切片，如乌药、槟榔；或为了降低毒性，如半夏、天南星。浸泡时间的长短应根据药材的粗细、质地及气候等情况灵活掌握，以保证药材的质量。

（三）渍

用清水洗净后，再用适量的清水或其他液体辅料（如酒、醋、食盐水、米泔水、甘草水等）渍至药透汁尽的药材处理方法。适用于质地松软或经水浸泡后易降低疗效的药材，经浸渍软化后，便于切片，如大黄、木香；或浸渍后改变其药性，如萸黄连等。

（四）润

将洗净或浸泡的药材，装入适宜的容器中，通过经常喷水或用润药机保持一定湿度，进行闷润，让水分徐徐地渗入药材组织内部，使其润软透心，便于切制，如大黄等。

（五）漂

让药材在较多量水中长时间停留，并经常换水或用流水漂洗的方法。以漂去药材中某些有毒物质或盐分、咸味、腥味、麻辣味等，如半夏、天南星等。

（六）水飞

将适量药材置适宜的容器内，加适量水共研成糊状，再加水，搅拌，倾出混悬液。残渣再按上法反复操作数次。合并混悬液，静置，分取沉淀，干燥，研散。如水飞朱砂、珍珠、炉甘石等。

三、火制

将药材直接或间接置火上加热，使其干燥、松脆、焦黄或成炭的方法，统称为火制法。主要的方法如下：

（一）炒

炒制分单炒（清炒）和加辅料炒。需炒制者应为干燥品，且大小分档；炒时火力应均匀，不断地翻动。应掌握加热温度、炒制时间及炒制程度要求。

1. 单炒（清炒） 将药材置炒制容器内，用文火加热至规定程度时，取出，放凉。需炒焦者，一般用中火炒至表面焦褐色，断面焦黄色为度，取出，放凉；炒焦时易燃者，可喷淋清水少许，再炒干。

（1）炒黄：药材置炒制容器内，用文火炒至药材表面微黄色，有香气溢出即可，如炒白术。

（2）炒焦：药材置炒制容器内，用中火或武火加热，炒至药材表面焦黄色或焦褐色，内部颜色加深，并有焦香气味，如焦山楂。

（3）炒炭：药材置炒制容器内，用中火或武火炒至外呈焦黑色，内呈焦褐色，喷洒清水少许，灭尽火星。炒炭必须注意"存性"，若炒成灰，则药效损失殆尽，如地榆炭。

2. 加辅料炒 根据辅料的形态特征，可分为固体辅料炒和液体辅料炒两种。

（1）辅料为固体：将药材与固体辅料同置炒制容器内拌炒。根据所用辅料不同，可分为米炒、土炒、麦麸炒、砂炒、蛤粉炒、滑石粉炒等。

① 米炒：可减低药材的毒性，增强药效。

将大米与药材置炒制容器中共炒或先将湿米炒至冒烟，再放入净药材，轻轻翻动至大米呈焦黄色或微带焦斑时，取出，筛去焦米，放凉。

除另有规定外，一般每100kg待炮制品，用大米20kg。例如，米炒斑蝥、米炒党参等。

② 土炒：可增强补脾止泻作用。

先将土（赤石脂、灶心土）的细粉，置于热炒制容器中炒至灵活状，加入净药材同炒至药材表面挂土色，透出药材的香气，取出，筛去多余的土粉，放凉。

除另有规定外，一般每100kg待炮制品，用土20kg。例如，土炒白术、土炒山药等。

③ 麦麸炒：能缓和药材燥性，去除不良气味，并能增强疗效。

先将炒制容器加热，至撒入麸皮即刻冒烟时，投入净药材，迅速翻动，炒至药材表面呈黄色或深黄色时，取出，筛去麸皮，放凉。

除另有规定外，每100kg待炮制品，用麸皮10～15kg。例如，麸炒白术、麸炒僵蚕。

④ 砂炒（砂烫）：用砂作中间体，取其温度高，受热均匀，可使坚硬的药材经砂炒后变松脆。

取洁净河砂置炒制容器内，用武火加热至滑利状态，投入净药材，不断翻动，炒至表面鼓起、酥脆或至规定的程度，取出，筛去河砂，放凉。

除另有规定外，河砂量以掩埋待炮制品为度。例如，烫狗脊、炒龟板等。

⑤ 蛤粉炒（蛤粉烫）：与药材共炒可除去药材的腥味，增强药效。

将蛤粉置炒制容器内，炒至滑利时，倒入净药材，翻炒至药材表面鼓起或酥脆时，取出，筛去多余的蛤粉。例如，烫阿胶等。

除另有规定外，一般每100kg待炮制品，用蛤粉30～50kg。

⑥ 滑石粉炒（滑石粉烫）：用滑石粉拌炒药材，能使药材受热均匀。

将滑石粉置于炒制容器内，炒至轻松状，投入净药材，用武火炒至表面鼓起或酥脆，取出，筛去滑石粉，放凉。例如，烫象皮、烫刺猬皮、烫鱼鳔等。

除另有规定外，一般每100kg待炮制品，用滑石粉40～50kg。

（2）辅料为液体（炙）：将药材与液体辅料拌炒，称为"炙"。根据辅料不同，主要的方法如下：

① 蜜炙：可增强药材润肺止咳，补中益气的作用。

有2种操作方法：一种是先将净药材与炼蜜（加酒或开水适量）拌匀，略润后，倒入锅内，用文火炒至药材表面呈老金黄色或微带焦斑，不粘手为度；另一种方法是将炼蜜置于锅内，另加适量冷开水加热至沸，再倒入净药材，用文火炒至药材表面呈老金黄色，不粘手为度，取出，放凉。

除另有规定外，一般每100kg待炮制品，用炼蜜25～50kg。例如，蜜炙枇杷叶、蜜炙黄芪、蜜炙甘草等。

② 酒炙（又称酒炒）：酒炙可引药上行，改变药性，缓和药材苦寒之性，增强药材活血通络作用，矫味矫臭等。

将净药材与黄酒或米酒拌匀，放置闷润，待酒被吸尽后，倒入锅内，用文火炒至表面呈黄色或微带焦斑，取出，放凉。

除另有规定外，一般每100kg待炮制品，用黄酒10～20kg（酒用量酌减）。例如，酒炙黄柏、酒炙黄连、酒炙黄芩、酒炙当归、酒炙川芎等。

③ 醋炙（又称醋炒）：醋炙可引药入肝经，增强药材散瘀止痛作用，矫臭矫味，降低毒性等。

有2种操作方法：一种是将待炮制品与米醋拌匀，润至醋被药材吸尽时，倒入锅内，用文火炒干或至规定的程度，取出，放凉；另一种方法是先将待炮制品置锅内，炒至表面熔化发亮（树脂类），或炒至表面颜色改变、有腥气逸出（动物粪便类）时，喷洒一定量米醋，炒至微干，取出，摊开放凉。

除另有规定外，一般每100kg待炮制品，用米醋20kg。例如，醋炙延胡索、醋炙五灵脂、醋炙芫花等。

④ 盐炙（又称盐水炒）：盐炙可引药入肾经，增强药材补肝肾的作用。

有2种操作方法：一种是先将食盐加适量水溶解，过滤，然后取食盐水与待炮制品拌匀，润至食盐水被吸尽后，倒入锅内用文火炒至规定的程度，取出，放凉；另一种方法是先将净药材置于锅内，炒至一定的程度，再喷淋食盐水，用文火炒干，取出，放凉。

除另有规定外，一般每100kg待炮制品，用食盐2kg。如盐炙补骨脂、盐炙小茴香、盐炙巴戟天等。

⑤ 姜汁炙：温中散寒，止呕化痰，降低药材苦寒之性。

姜汁有两种制法：一种是取生姜洗净，捣烂，加水适量，压榨取汁，姜渣加水适量再压榨一次，合并汁液，滤过，取滤液，称之为"榨汁"；另一种方法是取干姜，捣碎后加水煎煮两次，合并煎液，滤过，取滤液。

将姜汁与净药材拌匀，润至姜汁被吸尽后，置锅内用文火炒（或上锅蒸制）至规定的程度，取出，放凉。

除另有规定外，一般每100kg待炮制品，用鲜姜10kg或干姜3kg。例如，姜炙黄连、姜炙竹茹、姜炙厚朴等。

⑥油炙：使药材酥脆，易于粉碎，降低毒性，增强疗效。

有2种操作方法：一种是将油倒入锅内，用武火加热至沸，然后倒入待炮制品，炸至表面呈黄色或焦黄色、质疏松时捞出，这种方法称为"油炸"；另一种方法是将待炮制品与油拌匀，置锅内用文火炒（称"油炒"）或放在火上烤（称"油酥"）至药材表面呈黄色或焦黄色、质疏松，摊开、放凉。例如，油炸马钱子、羊脂油炙淫羊藿等。

⑦甘草汁制：可降低药材的毒副作用。

甘草汁：甘草饮片加适量水，煎煮去渣，即得。一般为黄棕色至深棕色的液体。

将净药材与甘草汁拌匀，润至甘草汁被吸尽后，置于锅内用文火炒至规定的程度，取出，放凉。

除另有规定外，一般每100kg药材，用甘草6kg。例如，甘草制远志、甘草制吴茱萸等。

（二）煅

将待炮制品直接或间接放在火上煅烧，利用高温处理药材的方法，称为"煅"。煅的目的是改变药性，增强疗效，降低毒性和副作用，除去杂质或使药材松脆，以便粉碎和煎煮。

煅的方法很多，根据药材性质和具体要求，可分为直火煅、锅煅、焖火煅、罐煅、煅淬等方法。

1. 直火煅 将净药材直接放在无烟炉火中煅至红透或疏松。例如，煅磁石、煅龙骨等。此法适用于质地坚硬的矿物及贝壳类药材。

2. 锅煅 净药材装于适宜的耐火容器内，用武火煅烧。例如，煅明矾、煅皂矾、煅礞石等。此法适用于质地坚硬的矿物及贝壳类药材。

3. 焖火煅（又称扣锅煅） 净药材置锅内，上盖一小锅，于两锅接口处、周围用湿纸条贴紧后，用盐泥封固，并在小锅面上贴上白纸条，然后置炉火上，上压一重物，先文火后武火进行煅烧。纸变深黄色则为煅透，停火，冷透，隔日取出药材。此法适用于质地疏松、炒炭易灰化的药材。例如，煅灯芯草、煅荷叶、煅血余炭等。

在煅烧过程中，如发现有大量浓烟从锅缝冒出，应及时用盐泥填封，防止空气进入，以免药材灰化。

4. 罐煅（又称坩埚煅） 净药材装入特制的砂锅中，置无烟炉火内，用武火煅至红透。例如，煅龙齿、煅炉甘石等。

5. 煅淬 待炮制品煅至红透，趁热投入定量的淬液中淬之，取出，再煅再淬，如此反复煅淬至酥脆。例如，煅淬自然铜、煅淬赭石等。

（三）煨

分面煨、纸煨、滑石粉煨三种。

1. 面煨 净药材用湿面粉皮包裹，埋入热滑石粉中，煨至面粉皮表面呈焦黄色、有裂隙，有药材香气逸出为度；或将湿面粉皮包裹的净药材置锅内与热砂同炒至面粉皮表面呈焦黄色，有药材香气逸出，取出，筛去砂，剥去面皮。例如，煨肉豆蔻、煨甘遂等。

2. 纸煨 净药材用湿草纸包裹或吸油纸均匀地隔层分放，置温度较高的炉台上或烘房、炭火、热滑石粉中，煨至有药材香气逸出，油尽，去草纸或吸油纸。除去药材中的部分挥发性及刺激性物质，以达到提高疗效，缓和烈性的目的。隔纸烘煨，例如，煨木香、煨天麻；纸浆裹煨，例如，煨葛根、煨诃子等。

3. 滑石粉煨 净药材埋入滑石粉中，用文火煨至规定的程度，取出，放凉。但是，这样的处理方法，常使药材焦化或受热不均匀，药材各部分的炮制程度不同，目前较少采用。

（四）烘（焙）

药材置于锅内，再放置在金属板或铁丝网上，用火加热，慢慢地蒸去水分至药材干燥，以便粉碎和贮藏。烘的温度要根据药材性质和要求而定，一般的药材可使用烘房或烘箱烘干，便于控制温度。例如，烘虻虫、烘蜈蚣、烘壁虎等。

（五）火燎

药材放在无烟火焰上，短时间内往返灼烧，使药材表面茸毛等迅速受热焦化，而药材内部不受影响，以达到去毛的目的。例如，火燎鹿茸、火燎金毛狗脊等。

四、水火共制

是用水（或液体辅料）与火共同加热，以改变药材性质与形态的方法。可分为以下几种：

（一）蒸

可增强药材的疗效，改变药性，亦可软化药材，利于切片。

药材置于适宜的蒸制容器中蒸制。由于所用的辅料不同，又可分为清蒸、酒蒸、醋蒸等。蒸可增强药材的疗效，改变药性，例如，生地黄清热凉血，酒蒸后则滋阴补血；生黄精对咽喉有刺激性，蒸熟后不但可减轻刺激性外，还有补脾胃润心肺的作用。蒸制可软化药材，利于切片，例如，蒸木瓜。

（二）煮

可降低药材毒副作用，也可增强疗效。

药材与清水或其他液体辅料（如醋、药汁等）共煮。降低药材毒副作用，例如，醋制乌头；增强疗效，例如，乌豆汁制首乌（炖、蒸）。

（三）淬

使药材质地变得松脆，便于煎出有效成分。

煅或砂炒的药材趁热迅速投入水或其他液体辅料（醋、药汁等）中，使药材质地变得松脆，便于煎出有效成分，以增强疗效。例如，醋淬磁石、醋淬鳖甲等。

（四）燀

即分离不同的药用部位或除去非药用部位。

种子类药材置沸水中浸煮片刻，随即捞起，分离种皮。其目的是除去非药用部位，例如，燀桃仁（桃仁去皮）；或分离不同的药用部位，例如，燀白扁豆。

五、其他制法

（一）法制（又叫复制法）

将净药材加入辅料中，按照一定的炮制程序进行处理，其目的是降低或消除药材的毒性，增强疗效。例如，法制天南星、法制半夏等。

（二）发酵

将药材经过适当处理后，置于适宜的地方，保持一定的温度和湿度，使其发酵生霉，改变原有的性质。如胆南星、淡豆豉、六神曲等。（发酵过程中如发现黄曲霉菌，应禁用。）

（三）发芽

将需要发芽的药材洗净，稍浸泡，在适宜的温度和湿度条件下，使其发芽，待芽长到一定长度时取出，直接晒干或烘干。如谷芽、麦芽、大豆黄卷等。在发芽的过程中，应注意避免带入油腻之物，以防烂芽。（发芽过程中，如发现黄曲霉菌，应禁用。）

（四）制霜

药材通过去油，凝结或其他加工方法制成松散粉末，或析出结晶，称为"制霜"。其目的是降低药材的毒副作用。如巴豆霜、千金子霜、西瓜霜等。

（五）提净

通过重结晶提纯，将药材中杂质除去的方法，称为"提净"。如皮硝制芒硝。

附录 Ⅱ 炮制的常用辅料

中药炮制过程需要用到辅料，常用辅料分为液体辅料和固体辅料二大类：

一、液体辅料

（一）蜂蜜

应符合《中国药典》2020年版一部中蜂蜜药材的相关规定。

炼蜜，即将生蜜加适量水煮沸，滤过，去沫及杂质，适当浓缩而成。蜂蜜具有补益脾胃，润肺止咳，滑肠通便，缓中止痛，解毒等作用，还可以矫味矫臭。蜂蜜为半透明、带光泽、浓稠的液体，味极甜。要求相对密度（25℃）应在1.349以上。还原糖不少于65%，蔗糖不超过8%，水分不超过25%。已发酵、酸败者，不能药用。常用蜂蜜炮制的中药材有甘草、麻黄、紫菀、百部、白前、枇杷叶、款冬花等。

（二）酒

应符合《中华人民共和国国家标准·黄酒》（GB/T 13662-2018）或《中华人民共和国国家标准·米香型白酒》（GB/T 10781.3-2006）中的规定。

有黄酒、白酒两类，黄酒以绍兴酒为好，白酒以含醇量45度以上的粮食酒为宜。酒是良好的溶剂，能溶解生物碱类、苷类、鞣质、有机酸、挥发油、树脂、糖类，以及部分色素（叶绿素、叶黄素）等多种成分，因此，酒制能改变药材组织的物理状态，有利于成分的浸润、溶解、置换、扩散等溶出过程，对某些药材还有脱吸附作用，提高有效成分的溶出率。酒辛、甘，大热。具有活血通络，祛风散寒的作用，还可以行药势、矫味矫臭。酒为澄清液体，具特有的芳香气味。要求含醇量应符合标示浓度，甲醇量不得超过0.04g/100ml，细菌数≤50个/ml，大肠菌群≤3个/100ml（黄酒）。有沉淀、杂质或已发酵、酸败者，不能药用。酒多用作炙、蒸、煮等炮制辅料，常用酒制的中药材有黄芩、大黄、白芍、当归、地黄、常山等。

（三）醋

应符合《中华人民共和国国家标准·食品安全国家标准 食醋》（GB 2719-2018）中的规定。

醋是以米、麦、高粱等原料酿制而成。主要成分为醋酸，尚有维生素、琥珀酸、草酸、山梨糖等。醋味酸、苦，性温。具有散瘀止血，理气止痛，行水，消肿，解毒等作用，还可引药入肝，矫味矫臭。醋为澄清液，无悬浮物及沉淀物，具特异气味。总酸量不得低于3.5%，不得检出游离酸。醋多用作炙、蒸、煮等炮制辅料，常以醋制的中药材有延胡索、甘遂、商陆、大戟、芫花、柴胡、莪术、香附等。炮制饮片不能使用醋精等化学醋。

（四）食盐水

应符合《中华人民共和国国家标准·食用盐》（GB/T 5461-2016）中的规定。

食盐中加适量的水，经过溶解、过滤而得的澄清液体。

食盐味咸，性寒。具强筋骨，清热，凉血，解毒，软坚散结等作用。还可引药下行，矫味矫臭，防腐。食盐应为白色，无可见的外来杂物，无苦味、涩味，无异臭。氯化钠含量不低于96%。常用食盐水炮制的中药材有杜仲、巴戟天、小茴香、橘核、车前子等。

（五）生姜汁

为姜科植物鲜姜的根茎经捣碎取汁，或干姜加适量水共煎去渣而得的黄白色液体。

姜的主要成分为挥发油，多种萜类及苯基链烷基化合物，包括姜油酮、姜酚、生姜酮、姜烯酮等；另外尚含有多种氨基酸、淀粉等。姜味辛，性温。具有发表散寒，止呕，化痰止咳，解毒等功效。姜汁炮制能抑制中药材寒性，增强疗效，降低毒性。常用姜汁炮制的中药材有竹茹、草果、半夏、黄连、厚朴等。

（六）甘草汁

为甘草饮片水煎去渣而得的黄棕色至深棕色的液体。

甘草的主要成分为甘草甜素、甘草苷、还原糖、淀粉及胶类物质等。味甘，性平。具有补脾益气，清热解毒，祛痰止咳，缓急止痛，调和诸药等功效。常用甘草汁炮制的中药材有远志、半夏、地龙等。

（七）黑豆汁

为大豆的黑色种子，加适量水煎煮去渣而得的黑色混浊液体。

黑豆的主要成分为蛋白质、脂肪、碳水化合物、维生素、色素等。黑豆味甘，性平。具有活血，利水，滋补肝肾，养血祛风，解毒等功效。常用黑豆汁炮制的中药材有何首乌。

（八）胆汁

为牛、猪、羊的新鲜胆汁，绿褐色、微透明液体，略有黏性，有特异的腥臭气。

胆汁味苦，性大寒。具有清肝明目，利胆通肠，解毒消肿，润燥等功效。胆汁炮制能降低中药材毒性、燥性及增强其疗效。常用胆汁炮制的中药材有天南星。

（九）油

应符合《中华人民共和国国家标准·食品安全国家标准 食用油脂制品》（GB 15196-2015）中的规定，包括花生油、芝麻油、羊脂油。

食用油味甘，性热。具有温散寒邪，益肾补阳等功效。常用来油炙坚硬或有毒的中药材，使之酥脆，降低毒性。常用油炙的中药材有马钱子、淫羊藿等。凡混入杂质或酸败者不可药用。

（十）米泔水

为大米加水搓擦并经滤过的淘米水，为灰白色混浊液体。也可以2kg米粉加水100kg，充分搅拌后代用。

米味甘，性凉。具有益气，除烦，止渴，解毒等功效。主要用于降低中药材的燥性。常用米泔水炮制的中药材有苍术、白术等。

其他的液体辅料还有吴茱萸汁、萝卜汁、鳖血、石灰水等，可根据临床需要选用。

二、固体辅料

（一）河砂

为清洗干净且干燥的中等粗细（20目左右）河砂。

河砂可作中间传热体拌炒药材，使坚硬的药材膨胀，质地变酥脆，利于粉碎和煎出有效成分，并可降低其毒性，以及除去非药用部分。久用后发黑者或炮制不同的饮片时，应注意及时更换。常以砂炒的中药材有马钱子、骨碎补、狗脊、鳖甲等。

（二）土

中药炮制中常用灶心土、黄土、赤石脂等进行土制。灶心土又名伏龙肝，是柴灶内久经柴草熏烧的土，取下研细，呈焦土状，黑褐色，附烟熏气味。

灶心土主含硅酸盐、钙盐及多种碱性氧化物。味辛，性温。具有温中和胃，止血，止呕，涩肠止泻等功效。中药材经土炒后刺激性降低，饮片疗效增强。常以土炒的中药材有白术、当归、山药等。

（三）蛤粉

为帘蛤科动物文蛤、青蛤等的贝壳经煅制粉碎后的灰白色粉末。

蛤粉主含氧化钙、碳酸钙等物质。味咸，性寒。具有清热，利湿，化痰，软坚等功效。与中药材共制可除去其腥味，增强疗效。主要用于烫制胶质类中药材，如阿胶、鹿角胶等。

（四）豆腐

为大豆种子粉碎后经特殊加工制成的乳白色固体，即食用豆腐。

豆腐含蛋白质、维生素、淀粉等物质。味甘，性凉。具有益气和中，生津润燥，清热解毒等功效。中药材经豆腐炮制后可降低毒性，去除污物。霉变腐烂的豆腐不可供药用。常与豆腐共制的中药材有藤黄、珍珠、硫黄等。

（五）大米

为禾本科植物稻的种仁。

大米主要成分为淀粉、蛋白质、脂肪、矿物质，尚含少量B族维生素、多种无机盐。味甘，性平。具有补中益气，健脾和胃，除燥止渴，止泻痢等功效。与中药材共制后可增强其疗效，降低刺激性和毒性。常用米炮制的中药材有斑蝥、红娘子、党参等。

（六）滑石粉

为单斜晶系鳞片状或斜方柱状的硅酸盐类矿物滑石，经精选净化、碾碎所制得的白色细粉。

滑石粉主要成分为含水硅酸镁。味甘，性寒。具有利尿，清热，解暑等功效。滑石粉一般作中间传热体，常用来提高饮片炮制的温度。用以拌炒药材，使药材受热均匀。常用滑石粉烫炒的中药材有刺猬皮、花胶、水蛭、狗肾等。

（七）麦麸

为小麦的种皮，呈褐黄色。

麦麸主要成分为淀粉、蛋白质、维生素等。味甘，性淡。具有和中益脾等功效，还可以矫臭矫味。麦麸与中药材共制能缓和其燥性，增强疗效，去除其不良气味。常作为炒法、煨法的辅料，或与蜂蜜拌匀后一起作辅料使用。常用麦麸炮制的中药材有枳壳、枳实、僵蚕、苍术、白术等。虫蛀、霉烂者不能药用。

（八）白矾

为硫酸盐类矿物明矾石经加工提炼制成的不规则的块状结晶体。

白矾主要成分为含水硫酸铝钾。味酸，性寒。具有解毒杀虫，收敛燥湿等功效，还可以防腐。白矾与中药材共制后，可防止其腐烂，降低毒性，增强疗效。常用白矾炮制的中药材有半夏、天南星、白附子等。

（九）其他辅料

吸油纸、黄糖、胆巴、葱、面粉、石灰等。

附录Ⅲ 广东省中药饮片炮制规范起草指导原则和技术要求

一、概述

《中华人民共和国药品管理法》规定："中药饮片应当按照国家药品标准炮制；国家药品标准没有规定的，应当按照省、自治区、直辖市人民政府药品监督管理部门制定的炮制规范炮制。"为进一步贯彻和落实《中华人民共和国药品管理法》，广东省食品药品监督管理局拟对中药饮片进行质量标准的研究，规范广东省中药饮片的质量管理，从而推动中药管理的现代化发展，建立符合要求的南药标准体系。广东省食品药品监督管理局于2005年下达了"关于组织编辑出版《广东省中药饮片炮制规范》"的粤食药注〔2005〕026号文，指定由广东省药品检验所牵头组织编辑出版《广东省中药饮片炮制规范》。

为提高《广东省中药饮片炮制规范》的编写水平，规范《广东省中药饮片炮制规范》的编写内容，保证中药饮片质量的可控性和重现性，特制定本起草指导原则和技术要求。

二、指导原则

"科学、规范、实用"是国家药品标准制定的总的指导原则，是国家药品标准的灵魂和精神所在。《广东省中药饮片炮制规范起草指导原则和技术要求》是在认真贯彻"科学、规范、实用"这一总的指导原则的基础上，根据国家药典委员会对标准起草的有关规定，结合广东省中药饮片炮制生产和使用的实际而制定的；是广东省中药研究单位、生产企业和药品检验机构在制定中药饮片质量标准工作中必须遵循的原则。

（一）中药炮制的传统性原则

中药炮制是根据中药理论，按照医疗、调配、制剂的不同要求，以及药材自身的性质，所采取的一门制药技术。它是中国的一门传统制药技术，是中医药学遗产的组成部分，中药通过炮制，加强和提高了医疗效果，保持了中医药的特色。不少的中药材必须经过特定的炮制处理，才能更符合治疗需要，更充分地发挥其药效。因此，制定炮制规范时应继承中医药的传统习惯，保留其特有的传统工艺。在制定饮片的质量标准时，必须结合中药饮片的传统炮制工艺，使饮片标准更切合实际情况。

（二）中药饮片的独特性原则

中药材是中药饮片的原料，不能直接入药供配方用，而中药饮片既可以根据中医处方直接调配煎汤服用，又可作为原料，配方制剂和生产各种剂型的中成药。这就是中药饮片与中药材的不同之处，也是中药饮片的独特之处。中药材由于经受了加热、水浸、添加辅料等工艺的处理，其成分与药性都发生了很大的变化，中药材经过了炮制达到了减毒、增效、改变药性或产生新的功效等目的。中药炮制学是一门有独特理论和内涵的科学。所以，在制定标准时应充分地考虑到饮片与原中药材的差异和变化情况，虽是同一药材基原，但不可盲目地将中药材的质量指标和检测方法硬套到中药饮片的质量标准中去。

（三）质量标准的可控性原则

"质量可控"是药品标准的目标性原则。为实现"质量可控"的目标，质量标准的建立应充分考虑在来源、产地、流通以及使用等各个环节中可能出现的影响中药饮片质量的因素，有针对性地确定标准需制订的项目和内容，并建立相应的检测方法，有效地控制中药饮片的内在质量，以确保中药饮片的安全和有效。

（四）检测方法的科学性原则

"准确灵敏"是检测方法选用的科学性原则。检测方法在可控的基础上应尽可能体现与真实值接近的准确性，最大限度减少各种偏差，同时体现该检测方法对被测中药饮片的专属性。检测方法的建立应包括：

1. **分析方法的选择**　目前各种色谱方法、光谱方法和经典测定方法广泛应用于中药饮片的检测中。质量标准中分析方法的选择应与被测成分的性质相适应，与被测成分的含量限度相适应，与方法应用的具体要求相适应，并能有效地排除干扰成分对测定结果的影响。

2. **分析方法的设计**　分析方法的设计应重点考虑中药饮片的有效成分或主要成分的检测和被测成分的性质。

3. **分析方法的建立**　分析方法的建立必须进行大量的实验工作，从实验条件的优化到最终实验条件的确定，一般要有方法选择的依据，包括文献依据、理论依据、法定依据及实验依据等。以达到如下目的：增强鉴别项的专属性；提高含量测定项的适用性和耐用性。

（五）标准制订的合理性原则

"简便实用"是中药饮片标准制订的合理性原则。中药饮片标准的建立应在实现科学性的前提下考虑其合理性。一个完善的质量标准，既要设置通用性项目，又要设置能体现自身特点、有针对性的项目。

1. 根据中药饮片的特性，应考虑建立具有专属性强、快速、灵敏、毒性小、成本低等优点的一般鉴别项和检查项。

2. 根据中药饮片的有效成分或主要成分，应尽可能考虑建立有针对性，能反映中药饮片内在质量的含量测定项目。

3. 对于已研究的但未能收入正文的方法，必须将研究情况在起草说明中写明（包括提供相应试验图谱）。

（六）限度确定的有效性原则

"限度确定"通常是基于安全、有效的原则来考虑。根据多批样品考察的数据，在掌握含量变化基本规律的基础上来确定。

一般主要类别成分、有效成分或主要成分只制订低限，毒性成分要制订含量限度范围。

（七）分析方法的评价性原则

"方法验证"是判断已建立的分析方法是否有效的评价性原则。中药饮片质量标准方法学验证，主要参考《中国药典》2020年版通则9101"分析方法验证指导原则"和《中药新药研究的技术要求》规定的项目进行，质量标准中需验证的分析方法包括鉴别、检查（杂质或纯度检查）和含量测定三类。对每一类方法要求验证的项目和目的要求都有所不同。

（八）分析方法的重现性原则

"方法重现"是指新建立的方法在改变实验环境和实验人员时结果的再现性。为保证所建立的分析方法能适应于相应的检测要求，分析方法必须进行规范的验证和复核。

复核单位应写出复核说明。复核说明上应写明复核项目、过程、可行性和重现性结果，以及复核意见。

（九）标准物质的溯源性原则

"标准物质的溯源性"是指标准物质必须使用可溯源的有证标准物质。实验用的对照品、对照药材、标准品系指用于鉴别、检查、含量测定的标准物质，例如：中国食品药品检定研究院的对照品和对照药材、国家标准物质中心的标准物质；如无国家标准物质和中国食品药品检定研究院的对照药材时，自行提供的工作对照品和对照药材必须附有来源、分析单等有关证明文件。

（十）标准格式的规范性原则

"格式规范"是按国家药品标准规范统一的原则。修订的质量标准应按《中国药典》2020年版和《国家药品标准工作手册》的格式和用语进行规范，务求做到用词准确、语言简练、逻辑严谨，避免产生误解和歧义。

三、技术要求

（一）质量标准

1. **炮制** 根据药材的特性和临床用药的需要，对净药材采取的不同加工处理方法的具体描述。

2. **性状** 指中药饮片的形状、大小、色泽、表面特征、质地、断面（包括折断面和切断面）特征及气味等。应按饮片实物的实际情况依次进行外观形状、质地、断面与气味的描述。

（1）形状的观察：观察干燥中药饮片的形态。一般不需预处理，必要时，先浸湿使软化后观察，或取下果皮和种皮观察。

（2）大小的观察：观察中药饮片的长短、粗细（直径）和厚度。测量时应用毫米刻度尺，可允许有少量高于或低于规定的数值，对于细小的种子果实类，可将每10粒种子紧密排成一行，以毫米刻度尺测量后求其平均值。

（3）色泽的观察：观察中药饮片在日光下的颜色及光泽度。描述颜色时应尽量避免使用不确切词汇，如米黄色、豆青色、土黄色。并且一般情况下颜色的描述顺序应由浅至深，如：棕黄色至棕褐色。复合颜色的描述则以辅色在前主色在后，如："黄棕色"即以棕色为主、黄色为辅。

（4）表面特征、质地、断面特征的观察：在观察中药饮片的质地和断面特征时，供试品一般不作预处理，如折断面不易观察到纹理，可削平后再进行观察。

（5）检查饮片气味时，可直接嗅闻，或在折断、破碎或搓揉时进行，必要时可用热水湿润后检查。

（6）检查饮片味感时，可取少量直接口尝，或加水浸泡后尝浸出液。有毒药材如需尝味，应注意防止中毒。

3. **鉴别** 检验药材的真实性的方法，包括经验鉴别、显微鉴别和理化鉴别。理化鉴别包括一般理化鉴别反应、光谱鉴别、薄层色谱鉴别、高效液相色谱鉴别及气相色谱鉴别。

（1）基本要求：

① 建立鉴别方法时，应选择专属性强、重现性好、灵敏度高、操作简便并应能区别同类相关品种或可能存在的易混淆品种的方法。

② 毒性较大试剂如苯、三氯甲烷等不建议使用，尽可能用其他毒性较小的试剂替换。

③ 光谱满足不了专属性的要求时，应尽可能选择色谱鉴别。

④ 特征性有效成分仅以保留时间作色谱鉴别，则缺乏专属性，若无法得到对照品，可采用组合如HPLC和TLC或在一个项目中采用不同的测定组合，如HPLC/UV二极管阵列、HPLC/

MS、GC/MS等。

⑤ 鉴别试验须做方法学验证。

（2）显微鉴别：通过对中药饮片切片、粉末、解离组织或表面制片，用显微镜观察其组织、细胞或内含物等特征进行鉴别的一种方法。

① 选择中药饮片的显微特征时，应注意突出易检出的显微特征。

② 饮片显微的横切面、纵切片、粉末、表面、解离组织、花粉粒与孢子粉及磨片制片均按《中国药典》2020年版通则2001显微鉴别法的有关规定执行。

③ "临时制片技术"所用的仪器、用具、试液及操作方法均按《中国药品检验标准操作规范》2019年版中有关规定执行。

④ 细胞壁性质的鉴别，分别按《中国药典》2020年版通则2001显微鉴别法三中的木质化、木栓化、纤维素和硅质化细胞壁的显色鉴别要求进行。

⑤ 细胞内含物性质的鉴别，分别按《中国药典》2020年版通则2001显微鉴别法四中的淀粉粒、糊粉粒、脂肪油、挥发油、树脂、菊糖、黏液、草酸钙结晶、碳酸钙结晶和硅质的显色鉴别要求进行。

⑥ 细胞及细胞内含物大小的测量方法：

A. 常用的量具是目镜测微尺和载物台测微尺。

B. 目镜测微尺的标定：用以确定使用同一显微镜及特定倍数的物镜、目镜和镜筒长度时，目镜测微尺上每一格所代表的长度。

C. 测量时应使测量的目的物置于目镜量尺的范围内，调清物像，用目镜测微尺测量目的物的小格数，乘以上述每一小格相当的长度，以计算细胞及细胞内含物的大小。

⑦ 记录：要求详细、清晰、明确、真实。

A. 组织特征的记录，应尽量使用显微摄影装置绘制详图并提供显微照片，并注明放大倍数或放大比例。

B. 粉末显微鉴别的记录，应先记录原粉末的色泽、气味。然后边观察边记录，注意观察的全面性。逐渐移动装片，呈"之"字形扫描，全面观察目的物，认真描述其特征、测量其长度并注意统计和记录其最小量值、多见量值、最大量值。

C. 记录应采用先多数后少数的顺序描述特征，并标明"多见""少见"。注意着重描述有鉴别意义的组织、细胞和内含物，对于各类药材均具有的一些基本组织，如叶类药材有栅栏细胞、海绵细胞、细小导管等可不作重点描述。

D. 对药材饮片显微特征的描述应简明扼要，在显微特征之后的括号内标注药材名称。

⑧显微鉴别注意事项：

A．显微鉴别实验时，应先以甘油醋酸试液装片观察淀粉粒、菊糖等，然后再以水合氯醛试液装片观察其他显微特征，最后加热透化或滴加其他试液进行观察，每个步骤的观察结果应作详细记录。

B．所用盖玻片和载玻片应保持清洁，新片要用洗液浸泡或用肥皂水煮半小时取出，先用流水冲洗，再用蒸馏水冲洗1~2次，置于70%~90%乙醇中，备用。

C．粉碎用具用毕后，必须处理干净后才能用于另一种药材的粉碎。

（3）一般理化鉴别：

① 应按照《中国药典》2020年版四部收载的"0301一般鉴别试验"以及其他显色反应、沉淀反应、升华等试验进行。为保证鉴别方法的专属性，通常需要对供试品进行分离和纯化处理。书写内容应详细叙述供试品溶液的制备方法。如果实验操作与附录中收载的一般鉴别试验的方法完全相同，文字上则不必重复叙述；如果仅采用附录收载的多个方法中的部分方法时，则须写出完整的操作步骤及反应结果。

② 应说明所用化学反应为该中药饮片的什么成分的鉴别反应，并写出其化学反应机理。

③ 由于一般鉴别试验多属于某类化合物或某类基团的显色反应或沉淀反应，其专属性都不是很高，对于真伪鉴别意义不大的一般的鉴别试验，原则上不予收载。

（4）光谱鉴别：

①利用药材中某成分的特征基团，在特定的波长（或波长范围）光谱照射下，有最大吸收峰或显特定颜色荧光；或利用药材中某成分的特征基团或特征成分与某种试剂反应后，在特定的波长光谱照射下，显特定颜色荧光的性质来作鉴别。

② 若需要对供试品进行分离和特殊处理，应详细叙述供试品溶液的制备方法和完整的操作步骤及结果。

③ 当光谱满足不了专属性的要求时，应尽可能选择色谱鉴别。

④ 光谱鉴别实例。

例① 珍珠 （《中国药典》2020年版一部P242）

取本品粉末，置紫外光灯（365nm）下观察，显浅蓝紫色或亮黄绿色荧光，通常环周部分较明亮。

例② 地枫皮（《中国药典》2020年版一部P127）

取本品粗粉2g，加三氯甲烷5ml，振摇，浸渍30分钟，滤过。取滤液点于滤纸上，干后置紫外光灯（254nm）下观察，显猩红色至淡猩红色荧光。

（5）薄层色谱鉴别：薄层色谱鉴别具有专属性强的特点，是目前中药制剂标准中最常用的鉴别方法。此法要求选择适宜的薄层板、展开剂,使图谱达到斑点清晰、分离度好的要求。实验操作时,供试品与对照物应同时展开,然后进行检视和对比。供试品色谱中的主斑点与对照物斑点的相应位置及显色均应一致。

① 供试品溶液制备:

按《中国药典》2020年版收载(或修订)内容,写明样品的取样量、提取溶剂和溶剂量、提取方式(超声、回流、萃取等),以及制成供试品溶液的浓度或体积等。

② 对照品(或对照药材)溶液制备:

A. 对照品溶液制备:按《中国药典》2020年版收载(或修订)内容,写明对照品的来源、批号、取样量、制备用溶剂、制备方法和制成对照品溶液的浓度或体积等。

B. 对照药材溶液制备:

a. 多来源品种的色谱鉴别必须设对照药材,并且要明确到"种";

b. 写明对照药材的来源、批号、取样量、提取溶剂和溶剂量、提取方式(超声、回流、萃取等),以及制成对照药材溶液的浓度或体积等。

③ 供试品溶液及对照品(或对照药材)溶液制备的耐用性试验考察:

取同一批号的样品,按以下的变化条件制备供试品溶液及对照药材溶液,重复制备多份,根据层析的结果进行考察。

A. 若制备是通过水解等转化原理反应的,应根据具体情况至少变更时间、温度等条件制得供试品溶液,考察层析结果。

B. 若制备是通过一般的提取、分离步骤的,应更换仪器、试剂批号、检验方式(如萃取振摇力度和时间等)或更换实验人员等条件制得供试品溶液,考察层析结果。

C. 若制备方法中采用柱层析分离的,应用不同厂家、批号、目数的填料,由不同的人员装柱制得供试品溶液,考察层析结果。

D. 分别取供试品溶液和对照品(或对照药材)溶液在制备后0、2、6、24小时点样,考察层析结果。

④ 薄层板的选择:

A. 可供选择的五种薄层板的品牌、规格和型号:

a. 进口的MN(或MACKER)高效硅胶板;

b. 进口的普通硅胶板;

c. 国产高效硅胶板;

d. 国产普通硅胶板(或根据具体品种需要,选用聚酰胺板或纤维素板);

e. 自制手铺板:除特殊情况外,采用粒度为10~50μm的硅胶G为固定相、以0.2%羧甲基纤维素钠溶液为黏合剂，机械涂铺制备，保证均匀、平整和光滑。

B. 五种薄层板的规格一般为10cm×10cm或10cm×20cm，如所使用的薄层板需要特殊处理或化学改性，可采用改性剂浸渍预制板，或通过与固定相混合铺制等方法制备。

C. 列出所选择的薄层板的商品名、规格和型号。

根据主斑点的分离度和拖尾情况的考察结果，确定最后选择的是进口的还是国产的预制板、是高效的还是一般的预制板或是自制手铺板；选择自制手铺板时，应注明固定相、黏合剂或其他改性剂的名称，以及板的规格和涂布的厚度等。

⑤ 点样：

A. 点样器和点样方式及点样。

a. 除特殊情况外，应采用专用毛细管、注射器，手动或配合相应的半自动、自动点样器点样。

b. 以圆点状或条带状方式点于薄层板上。

Ⅰ. 圆点状点样，原点直径不得大于3mm，点间距离8~10mm；

Ⅱ. 条带状点样，条带宽4~8mm，条带间距离不少于5mm。

c. 点样基线，普通板基线距底边10~15mm；高效板基线距底边8~10mm；左右边距均为12~15mm。

d. 以接触式还是以喷雾式点样。

B. 点样量（μl）。

在规定的点样范围内±2μl浮动，考察主斑点的分离度。

a. 高效板点样量为1~4μl。

b. 普通板点样量为2~6μl。

注明供试品溶液和对照品（或对照药材）溶液的点样量，同时注明点样方式（是接触式还是喷雾式点样）。

⑥ 展开：

A. 展开剂：注明展开剂的溶剂名称、比例和用量，及必要的处理方式（如：需冰箱中放置过夜等）。

B. 展开缸：

a. 一般采用密闭的双槽展开缸。

b. 缸的预平衡或预饱和。

Ⅰ. 溶剂蒸气预平衡：若需预平衡地展开，可在缸中加入适量的展开剂，密闭15~30分钟，待溶剂蒸气平衡后，迅速放入薄层板，立即密闭，展开。

Ⅱ．溶剂蒸气预饱和：若需预饱和地展开，可在展开缸的内侧放置与展开缸内径同样大小的滤纸，密闭15～30分钟，待溶剂蒸气平衡后，迅速放入薄层板，立即密闭，展开。

c．展开环境条件的耐用性试验考察。

Ⅰ．采用一种薄层板，分别调节在4～10℃（冰箱）和室温的温度条件下展开，考察主斑点的分离度和拖尾情况；

Ⅱ．采用一种薄层板，用硫酸分别调节在45％和75％的湿度条件下展开，考察主斑点的分离度和拖尾情况。

Ⅲ．记录并使用能保证分离效果的合适的温度、湿度条件进行展开。

C．展开方式：上行展开，薄层板浸入展开剂的深度一般以距原点5mm为宜。

D．展距：除特殊需要外，高效预制板的展距为5～8cm，普通预制板的展矩为8cm，自制手铺板的展矩为8～15cm。

⑦显色与检视：

A．直接在可见光下检视，或采用适宜显色剂显色（喷雾或浸渍）后在可见光下检视。

B．在365nm紫外光灯下检视荧光色谱，或采用适宜显色剂喷雾后检视荧光色谱。

C．在254nm紫外光灯下检视荧光淬灭色谱。

⑧色谱成像和记录：采用数码相机或数码摄像设备记录色谱图像，并存储为.bmp格式或.jpg格式的文件。

⑨注意事项：

A．薄层试验中其他需要说明或解释的事项、存在的问题及应注意控制的操作条件，如：温度、湿度条件，以及温湿度调控的方法等，应在图谱的适当位置处加以说明。

B．薄层图谱中不加注文字或符号，溶剂前沿和样品编号应标记在图像外空白处。

（6）高效液相色谱鉴别及气相色谱鉴别：采用高压输液泵将规定的流动相泵入装有填充剂的色谱柱（高效液相色谱法）或以气体为流动相（载气）流经装有填充剂的色谱柱进行分离测定的色谱鉴别方法（气相色谱法）。当具有特征性成分的物质进入上述的色谱柱并被分离后进入检测器中，其色谱信号的保留时间将被检测并记录下来，与对照物质色谱信号的保留时间比较，从而进行鉴别。

高效液相色谱鉴别及气相色谱鉴别，应对所用的色谱柱、供试液的制备及稳定性、色谱柱的分离效果等方面进行考察，记录分离度和峰高或峰面积变化情况，从而正确评价方法的耐用性。

A．色谱柱的耐用性试验考察：

a．高效液相色谱的色谱柱：至少选用3根不同厂牌的色谱柱，调整流动相比例、柱温等条件，出具系统适用性试验适用的色谱图，每根柱子平行测定2份以上，计算不同色谱柱的相对标准偏差（RSD），考察不同色谱柱的分离度和峰面积响应值的变化情况。

b. 气相色谱的色谱柱：至少选用2根不同厂牌的色谱柱进行考察，调整柱温、进样体积条件等，出具系统适用性试验适用的色谱图，每根柱子平行测定2份以上，计算不同色谱柱的RSD，考察不同色谱柱的分离度和峰面积响应值的变化情况。

B. 供试品溶液和对照品溶液制备方法及稳定性的耐用性试验考察：

a. 供试品溶液制备：按《中国药典》2020年版收载（或修订）内容，写明样品的取样量、提取溶剂和溶剂量、提取方式（超声、回流、萃取等），以及制成供试品溶液的浓度或体积等。

b. 对照品溶液制备：按《中国药典》2020年版收载（或修订）内容，写明对照品的来源、批号、取样量、制备用的溶剂、方法以及制成对照品溶液的浓度或体积等。

c. 制备方法的耐用性考察：

Ⅰ. 取同一批号的样品，按以下的变化条件制备供试品溶液，重复制备多份，根据进样检测的分离度和色谱峰的变化情况进行考察。

Ⅱ. 若制备是通过水解等转化原理反应的，应根据具体情况至少变更时间、温度条件制得不同的供试品溶液，考察分离度和色谱峰的变化情况。

Ⅲ. 若制备是通过一般的提取、分离步骤的，应更换仪器、试剂批号、检验方式（如萃取振摇力度和时间等）或更换实验人员等条件制得不同的供试品溶液，考察分离度和色谱峰的变化情况。

Ⅳ. 若制备方法中采用柱层析分离的，应用不同厂家、批号、目数的填料，由不同的人员装柱或对不同厂家的成型柱进行考核，制得不同的供试品溶液，考察分离度和色谱峰的变化情况，计算RSD。

Ⅴ. 通过柱回收的方法来进行考察和评价。

d. 稳定性的耐用性试验考察：分别取供试品溶液和对照品溶液，在制备后0、2、6、24小时进样，考察分离度和色谱峰的变化情况，并计算RSD，以评价所制得的供试品溶液及对照品溶液的稳定性。

e. 供试品溶液净化条件的考察：

Ⅰ. 若供试品溶液需要经过C_{18}预柱滤过净化处理后才能进样检测，则需应用不同厂家、批号、填料的成型柱进行考核，并详细记录考核结果。

Ⅱ. 预柱的再生活化处理：应记录预柱再生处理的步骤，处理用的溶剂名称、用量和可反复使用的次数，并应通过考察的数据来评价。

4. 检查

（1）一般应有水分、总灰分、酸不溶性灰分、重金属和砷盐的检查项。各种检查法的具体规范操作及要求可参考《中国药品检验标准操作规范》2019年版。

（2）因品种具体情况另行规定的检查，要说明原因和列出具体数据及限度确定依据。

（3）应注意方法选择的正确性，并写明方法选择的理由。

（4）对含毒性药的品种，应制定已知毒性成分的限量检查。同时应进行方法学验证。

（5）当需要对供试品进行分离和纯化处理时，应先叙述供试品的处理过程，再引用附录，书写时应注意二者之间的文字衔接。

（6）对重金属、砷盐等有害物质的考察，必须检查至少10批样品数据，视考察结果考虑是否列入正文。一般情况下，重金属限度制订在百万分之二十以下，低于百万分之十以下可不列入正文；砷盐限度制订在百万分之十以下，低于百万分之二以下可不列入正文。

5. 浸出物或提取物

（1）浸出物或提取物测定法：用水、乙醇或其他适宜溶剂，有针对性地对饮片中可溶性物质进行浸出或提取的测定方法。以浸出或提取的量作为控制药品质量的指标之一。

当有效成分尚不清楚；确实无法建立含量测定方法；虽能建立含量测定方法，但测得的含量值甚微时：可建立浸出物测定或建立正丁醇提取物测定作为质量控制指标，但必须具有针对性和质量控制的意义。

（2）注意事项：

① 浸出物测定应选择对有效成分溶解度大，非有效成分或杂质溶解度小的溶剂。常用的溶剂有水、乙醇、甲醇、乙醚等。

② 提取物测定法常用的提取溶剂为正丁醇，所以也叫正丁醇提取物测定法。

③ 应考察各种浸出或提取条件对浸出量或提取量的影响及变化情况。至少考察10批样品，以确定合理的限度。

④ 方法的制订和实验操作可参考《中国药典》2020年版四部通则2201浸出物测定法和《中国药品检验标准操作规范》2019年版第628页进行。

（3）浸出物测定法的选择：

① 水溶性浸出物测定法：

A. 冷浸法：

a. 测定用的供试品应粉碎，按要求能通过二号筛，并且需混合均匀。

b. 应称取2份样品并同时测定，2份样品的平均相对偏差应少于5.0%。

c. 浸出物于水浴上蒸至近干时，应注意避免剧烈蒸发而造成损失，尽量使浸出物均匀平铺于蒸发皿中。

d. 需以干燥品计算供试品中水溶性浸出物的百分含量时，应扣除由平行操作而测得水分的量。

B. 热浸法：样品要求、操作注意事项和结果计算与冷浸法一致。

② 醇溶性浸出物测定法：

除了以乙醇（应确定乙醇的浓度）代替水为溶剂外，样品要求和结果计算与水溶性浸出物一致。

③ 挥发性醚浸出物测定法：

A. 测定用的供试品应粉碎，按要求能通过四号筛，并且需混合均匀。

B. 为防止醚浸出物中的水分因最后的加热蒸发而干扰测定，应注意及时更换干燥器中的五氧化二磷干燥剂和预留足够的干燥时间（规定残渣置五氧化二磷干燥器中，干燥18小时）。

（4）正丁醇提取物测定法：

① 供试品应按质量标准正文要求分离、提纯，制得正丁醇提取物，按要求称定提取物残渣重量，计算结果。

② 应称取2份样品并同时测定，2份样品的平均相对偏差应少于5.0%。

③ 需以干燥品计算供试品提取物的百分含量时，应扣除由平行操作而测得水分的量。

6. 含量测定

（1）基本要求：

① 单一成分的测定，通常选用薄层色谱扫描法、高效液相色谱法、气相色谱法等。在测定无干扰的情况下，也可选用容量法、重量法、分光光度法等。

② 一般不应选择水解产物作为指标，如苷元等。对于测定的指标性成分尽量不要选择经过化学转换的水解产物。特别是不要使用分解或降解产物做指标，如5-羟甲基糠醛等。

③ 对于有效成分明确的中药材饮片，要求测定其有效成分的含量，其测定方法应具有专属性，如测定方法无法做到专属性而采用了某一种非专属性的方法，则应用其他的分析方法来达到总体的专属性。比如，可附加一种专属的鉴别试验或色谱指纹图谱。

④ 对于有效成分未知的中药材饮片，应有指标成分的含量测定，其指标成分选择的合理性应进行论证。应说明测定方法和测定指标的选择依据及目前国内外的研究情况。

⑤ 确定含量限度至少应以10批样品的20次测定数据为依据，说明所定指标的合理性。

⑥ 一般情况下应规定含量的下限；毒性药、易挥散药，应规定含量的上限和下限。凡规定含量上、下限的品种，应注意充分考察饮片的波动情况。

⑦ 尽可能使用中国食品药品检定研究院提供的对照品，同时在标签上标明有"含量测定用"字样的对照品，可免做纯度试验检查，否则应提供纯度实验图，纯度实验应按要求满足进样量，记录色谱峰面积，调节参数保证杂质峰积分，在满足主峰3倍保留时间后停止测定。

⑧ 含量测定须做方法学验证。

（2）容量法：

① 容量法包括酸碱滴定法、银量法、容量沉淀滴定法、络合滴定法、碘量法、重铬酸钾法和硫氰酸铵滴定法。用于中药分析时，供试品需经过提取或有机破坏后再进行滴定。

② 供试品取样量应满足滴定精度的要求，即消耗滴定液10~20ml。

③ 应选用变色敏锐的指示剂。

④ 为了排除在加入其他试剂时所混入的杂质对测定结果的影响，以及便于回滴定法的计算，可采用"将滴定的结果用空白试验校正"的办法。

⑤ 应确定每1ml滴定液相当于被测成分（用分子式表示）的滴定度（采用四位有效数字）。

（3）光谱法：光谱法用于中药的含量测定，视品种具体情况可选用紫外-可见分光光度法或原子吸收分光光度法。

① 紫外-可见分光光度法：

A. 一般采用对照品比较法或标准曲线法。应记录的内容分别为对照品溶液的制备、标准曲线的制备、供试品溶液的制备、测定方法项，并规定含量限度。"对照品溶液的制备"需叙述配制对照品溶液的具体操作，并注明其浓度。"标准曲线的制备"需叙述用于绘制标准曲线的对照品溶液和空白溶液的配制、测定波长及绘制标准曲线的要求。采用对照品比较法时，"供试品溶液的制备"项的内容独立成段；采用标准曲线法时，"供试品溶液的制备"的有关内容合并于"测定方法"项中。

B. 配制测定溶液时稀释转移次数应尽可能少，稀释转移时所取容积一般应不少于5ml。

C. 供试品溶液的吸光度以在0.3~0.7为宜，吸光度读数在此范围的误差较小，应制定配制合适的读数浓度溶液。

D. 配制供试品溶液和对照品溶液时，对照品溶液中所含被测成分的量应为供试品溶液中被测成分标示量的90%~110%。

② 原子吸收分光光度法：

A. 测定中药制剂中的金属元素及某些非金属元素的含量可选用原子吸收分光光度法。应记录的内容分别为对照品溶液的制备、供试品溶液的制备、测定法等项，并规定含量限度。

B. 提供供试品和对照品分别在200～800nm波长范围扫描图谱。

C. 具体要求和规范操作可参考《中国药品检验标准操作规范》2019年版有关规定。

（4）色谱法：

① 薄层色谱扫描法：

薄层色谱扫描法是指用一束一定波长、一定强度的紫外光或可见光对薄层板进行扫描，测定薄层板上的样品斑点对光的吸收强度或斑点经激发后所产生的荧光强度。

A. 薄层色谱扫描法用于药材饮片的含量测定，视品种具体情况可选择反射方式的吸收法或荧光法，用双波长或单波长扫描。测定方法通常采用外标法，在标准曲线范围内，供试品与对照品同板点样、展开、扫描。

B. 技术要求应符合《中国药典》2020年版四部通则中的有关规定。应记录的内容包括供试品溶液和对照品溶液的制备方法、点样及点样量、薄层板、展开剂、展开条件、检测方法等项，并规定含量限度。

C. 除另有规定外，含量测定应使用市售薄层板。

D. 扫描时应沿展开方向自下而上进行扫描，不可横向扫描。

E. 采用外标一点法测定时，供试品斑点应与对照品斑点的峰面积的值相近；采用外标两点法测定时，供试品斑点的峰面积应在两对照品斑点的峰面积值之间。

F. 供试品色谱中待测斑点的比移值（R_f）应与对照品一致，同时要求比移值（R_f）在0.3～0.7。

G. 除另有规定外，分离度应大于1.0。

H. 方法学验证有关技术参数要求：线性考察，相关系数应≥0.99；准确度考察，回收率（$N≥6$）一般要求在95%～105%，RSD≤5.0%；精密度考察，重复性试验（$N≥6$）直接扫描，其RSD≤3.0%，如需显色后扫描，RSD≤5.0%。

I. 耐用性考察：

a. 应考察高效薄层板与普通市售薄层板的分离度和拖尾情况；温度在4～10℃（冰箱）和室温条件下的分离度和拖尾情况；相对湿度在20%和75%时的分离度和拖尾情况。

b. 考察点样方式和显色方式的分离度和拖尾情况。

c. 供试品溶液稳定性考察，点样、展开或显色后在0、1、2、4、6、8小时扫描测定，考察变化情况。

d. 测定波长的选择：提供供试品和对照品测定波长的光谱扫描图。

② 高效液相色谱法：

A. 高效液相色谱法适用于能在特定填充剂的色谱柱上进行分离的药品的分析测定，特别是多组分药品的测定。

B. 色谱条件应确保待测成分峰与相邻的峰能满足分离度的要求，即分离度要求＞1.5。

C. 应记录的内容分别为色谱条件与系统适用性试验、对照品溶液的制备、供试品溶液的制备、测定方法等项，并规定含量限度。其中"色谱条件与系统适用性试验"项的内容包括固定相、流动相、检测波长、理论板数及被测成分与相邻物质峰的分离度要求等。流动相中溶剂的书写顺序按溶剂极性由小到大排列。"测定方法"项的内容包括供试品溶液的制备、测定和计算。

D. 除紫外检测器外，其余应注明检测器的种类。

E. 当柱温不同于室温时，应标明柱温。

F. 技术要求应符合《中国药典》2020年版四部通则中的有关规定。

G. 方法学验证有关技术参数要求：线性考察，除蒸发光散射检测器的相关系数应≥0.995外，其余检测器的相关系数应≥0.999；准确度考察，回收率（$N≥6$）一般要求为95%～105%，RSD≤3.0%；精密度考察，重复性试验（$N≥6$）的RSD≤3.0%。

H. 耐用性考察：

a. 供试品溶液提取条件的考察：

Ⅰ. 提取方法的选择：要求列表提供具体数据。

Ⅱ. 提取溶剂的选择及溶剂用量、提取次数等的选择：要求列表提供具体数据，一般至少采用3种梯度。

Ⅲ. 提取时间的选择：一般至少采用3种时间梯度。

Ⅳ. 转化反应（如水解等）条件的选择，应写明方法选择的依据和操作中注意事项。

Ⅴ. 采用柱分离要详细提供层析柱的处理、填充方法，洗脱溶剂的体积选择依据（应提供测定数据），以及不同厂家型号的填料考察数据。记录色谱的分离情况，测定样品含量，计算RSD。采用成型固相萃取柱应注明品牌，必要时增加系统适用性试验。也可以通过柱回收进行考察和评价。

b. 最大吸收波长的选择：附对照品光谱扫描图，并注明所用溶剂的种类。

c. 流动相选择：将试用过的流动相简要注明，并附图。梯度洗脱中梯度的改变应详细写明是缓慢升还是直接升至规定浓度，分离度要符合要求，分离度达不到要求的色谱应注明杂峰分离情况。必要时可采用二极管阵列检测和质谱检测，进行峰纯度检查。流动相的组成比例、pH值变化的考察。

d. 色谱柱的考察：至少选用3根不同商品规格的色谱柱进行考察，注意每根色谱柱应调整流动相至满足系统适用性试验后才能进行测定，测定同一批样品（溶液）的含量，样品至少平行2份，每份进样2针，对照品可取1~2份，提供不同柱分离的色谱图（计算理论板数、分离度及拖尾因子），分别计算样品的含量和柱间的RSD。

e. 柱温的考察：考察室温（10~30℃）和40℃，记录色谱峰分离情况的变化。

f. 稳定性考察：在供试品溶液配制后连续测定至少6小时的稳定性，计算RSD，一般不得过2.0%。

③ 气相色谱法：

A. 气相色谱法主要用于中药制剂挥发性成分的含量测定。

B. 方法中应规定色谱柱或固定相及涂布浓度、柱温、分离度、理论板数、检测器等。测定方法分为内标法和外标法。

C. 内标法应记录的内容分为色谱条件与系统适用性试验、校正因子测定、测定方法等项，并规定含量限度。"色谱条件与系统适用性试验"项中应规定固定相、柱温、理论板数及对照品与内标物质的分离度。"校正因子测定"项中应包括对照品与内标物质混合溶液的配制、测定及计算校正因子。"测定方法"项中应包括供试品溶液的制备、测定和计算。

D. 外标法应记录的内容分为色谱条件与系统适用性试验、对照品溶液的制备、供试品溶液的制备和测定方法等项，并规定含量限度。"色谱条件与系统适用性试验"项的书写要求同内标法。"测定方法"项中应包括对照品溶液与供试品溶液的精密进样量、测定和计算。

E. 使用填充柱时，应规定固定相的涂布浓度。使用毛细管柱时，则应注明其柱长、柱内径和涂膜厚度。

F. 若采用分流进样，还应明确进样方式和分流比（根据情况可适当调节）。

G. 色谱条件应确保待测成分峰与相邻的其他峰能满足分离度要求，即分离度要求＞1.5。

H. 技术要求应符合《中国药典》2020年版四部通则中的有关规定。

I. 方法学验证有关技术参数要求：线性考察，相关系数应≥0.999；准确度考察，回收率（$N≥6$）一般要求为95%~105%，RSD≤3.0%；精密度考察，重复性试验（$N≥6$）的RSD≤3.0%。

J. 耐用性考察：

a. 供试品溶液制备：提取方法、提取溶剂及溶剂用量、提取时间等的考察，要求列表提供具体数据。

b. 柱温的选择：简要说明选择的理由。

c．至少选用2根不同商品规格的色谱柱进行考察，出具系统适用性适用的（调整柱温、进样体积等条件）色谱图，及含量测定数据（每次测定平行2份），计算不同色谱柱的RSD。

d．稳定性考察，在供试品溶液配制后连续测定至少6小时的稳定性，计算RSD，一般不得过2.0%。

（二）起草说明

目的在于说明制订质量标准中各个项目的理由，规定各项目指标的依据、技术条件和注意事项等，既要有理论解释，又要有实践工作的总结及试验数据。

1．名称、汉语拼音、拉丁名 阐明确定该名称的理由与依据。

2．别名 列出广东省多数地区的习用名和常用俗名。

3．简介 介绍药材饮片的基原、历史、用途、使用情况、产地和沿革的记载。

4．来源

（1）有关该药材的原植（动、矿）物鉴定详细资料，以及原植（动）物的形态描述、生态环境、生长特性、产地及分布。引种或野生变家养的原植、动物药材，应有与原种、养的植、动物对比的资料。

（2）确定该药材药用部位的理由及试验研究资料。

（3）确定该药材产地加工方法的研究资料。

5．炮制 对正文中的炮制情况加以说明。

6．性状 说明性状描述的依据，该饮片原药材的来源及性状描述中其他需要说明的问题。

7．鉴别 应说明选用各项鉴别的依据并提供全部试验研究资料，包括显微鉴别组织、粉末易观察到的特征及显微照片（注明放大倍数）、理化鉴别的依据和试验结果、色谱或光谱鉴别试验可选择的条件和图谱（原图复印件）及薄层色谱的彩色照片或彩色扫描图、色谱鉴别用的对照品及对照药材应注明来源及批号、操作注意事项、供试品溶液及对照品（或对照药材）溶液制备方法的耐用性、所制得的溶液的稳定性及展开环境条件的考察结果及评价等内容。

8．检查 说明各检查项目的理由及其试验数据，阐明确定该检查项目限度指标的意义及依据。阐述重金属、砷盐、农药残留量的考察结果及是否列入质量标准的理由。

9．浸出物或提取物测定

（1）说明制定浸出物或提取物测定项的理由及实测数据。

（2）说明浸出物或提取物所选用的溶剂和方法、限度制定的依据。

（3）说明各种浸出或提取条件对浸出量或提取量的影响及变化情况等。

10．含量测定　应有对质量标准正文中含量测定结果的重现性评价意见及限度制定依据的说明。

（1）根据样品的特点和有关化学成分的性质，选择相应的测定方法，如高效液相色谱法、气相色谱法或薄层色谱扫描法或容量法、光谱法及其他含量测定方法等。

（2）对已建立的色谱含量测定法和测定指标说明选择依据及目前国内外的研究情况。应阐明含量测定方法的原理。

（3）说明使用的仪器名称（包括检测器种类，色谱柱填料、粒度及长度等）、样品来源及批号、对照品来源及批号、所使用试剂状况。

（4）样品测定及所有实验考察数据均要求列表表示，并提供限度制定依据。

（5）提供该测定方法的方法学考察资料和相关图谱（包括测定方法的准确度、精密度、线性、范围及耐用性考察试验等）；阐明确定该含量限（幅）度的意义及依据。含量测定用对照品应注明来源及编号。

（6）对未列入质量标准正文的测定方法及操作逐一说明理由，并附上研究试验图谱。

11．功能与主治　说明质量标准中的修订情况。

12．用法与用量　说明质量标准中的修订情况。

13．贮藏　说明质量标准中的修订情况。

附录Ⅳ　广东省中药饮片炮制规范复核指导原则和技术要求

为了确保中药饮片质量标准的可控性和重现性，对《广东省中药饮片炮制规范》拟收载品种的质量标准均需由指定的复核单位按本原则的要求，重新进行实验的复核工作。

为了统一复核的要求，规范质量标准的内容，保证检测方法的重现性及限度标准的可行性，规范复核意见的撰写，特制定本指导原则和技术要求。

一、标准复核指导原则

标准复核除了应遵循标准起草的"科学、规范、实用"这一总的指导原则外，同时还应突出地遵守以下几条原则。

（一）复核样品的符合性原则

单一品种的复核样品应符合包括3个不同产地的要求，多来源品种应尽可能满足包含不同基原的药材的要求。

（二）标准物质的溯源性原则

"标准物质的溯源性"是指标准物质必须使用可溯源的有证物质。实验用的对照品、对照药材或基准物质应为中国食品药品检定研究院或国家标准物质中心提供；如为新增的对照品或对照药材，应要求起草单位提供相应的研究资料和对照品、对照药材原料，经复核单位组织鉴定或核实后供复核实验使用。

（三）实验方法的评价原则

复核单位应重点对质量标准中设定的项目和指标的合理性、检验方法的科学性和可行性以及质量标准的可控性等方面作出评价，以确保饮片的内在质量和使用的安全和有效。

（四）文字格式的规范原则

1.复核单位应严格审查质量标准及起草说明书写的文字格式规范情况，按《国家药品标准工作手册》的（中药材标准编写细则）要求，提供完整的质量标准和起草说明（彩色图谱必须用高分辨率纸打印）与复核意见（包括电子文档）。

2. 报送的显微图、薄层图谱、HPLC或GC色谱图必须规范，显微图和薄层图谱应统一采用数码相机或数码摄像设备摄制，并存储为.bmp格式或.jpg格式的文件，同时标注放大倍数。

二、标准复核技术要求

1. 名称 应注意核对饮片的中文名、汉语拼音、拉丁名和别名。

2. 炮制 应注意核对饮片加工、炮制的完整工艺方法，如浸泡或浸润、炮炙、切制、干燥的工艺等。

3. 性状 应注意考察饮片炮制后的样品的性状与标准草案中的描述是否符合，包括形状、大小、色泽、表面特征、质地、断面（包括折断面和切断面）特征及气味等的描述是否完整。

4. 鉴别 应注意复核所建立的鉴别方法是否具专属性、重现性，是否灵敏度高和操作简便。

（1）显微鉴别：

①应注意显微特征是否易见、稳定，并且专属、易于检出。

②应注意"临时制片技术"、显微所用的仪器、用具、试液及操作方法和报送显微图是否符合《广东省中药饮片炮制规范起草指导原则和技术要求》中的有关规定。

（2）一般理化鉴别：应注意考察各类沉淀反应、颜色反应或荧光颜色反应、气体反应等的反应灵敏度、反应适宜条件。专属性不高的、需特殊试剂和试药或可以用其他鉴别方法取代的，应建议删除。

（3）光谱鉴别：

①应注意考察所建立的光谱鉴别能否满足专属性的要求，否则，应增加专属性强的色谱鉴别。

②考察供试品、试剂（试药）的取用量、浓度等是否合适；提取、纯化或显色处理的条件是否合适；鉴别参数（峰位或峰谷波长值、吸收度比值）是否确定合理。

（4）薄层色谱鉴别：

①重点考察比较采用以下两种薄层板对样品和对照品色谱的分离效果。

a. 进口的MN高效硅胶板；

b. 自制手铺板：除特殊情况外，要求采用固定相粒度为10～50μm的硅胶G，以0.2%羧甲基纤维素钠溶液为黏合剂，机械涂铺制备，保证薄层板的均匀、平整和光滑。

②应注意展开剂的更换。

a. 通过展开剂的更换，使比移值（R_f值）符合要求，在0.3～0.7的范围内。

b. 更替展开剂中毒性较大的溶剂，如苯、三氯甲烷等。

③应注意方法学验证中耐用性条件的考察结果。

应注意分析供试品溶液及对照品（或对照药材）溶液制备、溶液稳定性和展开环境条件等方面的耐用性试验考察的结果，用以评价及选取合适的制备方法和能保证分离效果的合适的温度、湿度条件进行展开。保证层析方法的可操作性和重现性。

④对采用对照药材对照的，应要求检测样品与对照药材的主要特征斑点相一致。必要时应采用对照品和对照药材双重对照。

⑤应注意实验结果的规范表述。

正确表述所使用的薄层板的规格、牌子、点样量及点样方式、展开剂、展开方式、显色条件、检视方式、注意事项、斑点的颜色和数量（必要时）等的信息。

（5）高效液相色谱、气相色谱鉴别：均应注意复核考察供试品制备方法是否简便合理，供试液进样量、色谱条件（含色谱柱种类、柱温、流速、梯度、流动相组成及比例、检测器类型和参数）是否合适，专属性和分离度能否达到要求。

5．检查

（1）应注意考察水分、总灰分、酸不溶性灰分、重金属、砷盐等需制定限度的项目其限度制定依据的合理性。

（2）应注意考察所选择方法和实验条件的正确性。

6．浸出物或提取物

（1）应注意考察样品的取样量、溶剂及使用量、浸渍方法（冷浸法、热浸法）、浸渍时间、干燥方式等是否适宜。

（2）应注意考察选择溶剂和限度制定依据的合理性。

（3）每份测定结果与平均值的偏差应在±1%以内。

7．含量测定

（1）应注意复核方法的专属性和分离度能否达到要求，以及所选择测定的指标和限度制定依据的合理性。

（2）当选择容量法、分光光度法、色谱法等其他含量测定法时应注意根据饮片所含成分的特性，选择合适的方法，并注意通过必要的方法学验证实验，证明所确定的方法的合理性。

（3）一般测定试验的相对标准偏差（RSD）原则上不大于3.0%，薄层扫描法可允许不大于5.0%，容量法则只允许不大于1.0%。

三、撰写复核意见基本要求

应规范，完整，包含足够多的信息。

1. **名称** 应有规范的名称及情况说明。

2. **炮制** 应对炮制的工艺方法进行说明。

3. **性状** 应有符合实物的特征描述及情况的说明。

4. **鉴别** 应有方法的专属性、可行性的说明，耐用性考察试验的结果与评价。对于不足之处应提出改进的意见和建议。

5. **检查** 应有项目设定足够性、项目的可行性和操作方法的合理性的说明。

6. **含量测定** 应有项目设定足够性、项目的可行性和操作方法的合理性的说明。

7. **对标准全面的评价**

（1）对起草质量标准的规范性、合理性作出全面的评价，特别是对含量测定方法学验证的项目、内容、方法等作出正确的、合理的评价。

（2）最后给出结论性的意见。例如：综上，质量标准中检验方法基本可行；综上，建议继续提高完善质量标准，增加或改进×××鉴别或含量测定项等。

附录Ⅴ 对照品与对照药材

对照品

中文名	英文名	中文名	英文名
3,5-O-二咖啡酰奎宁酸	3,5-O-Dicaffeoylquinic acid	椴树苷	Tiliroside
L-脯氨酸	L-Proline	对羟基苯甲醇	4-Hydroxybenzyl alcohol
L-羟脯氨酸	L-Hydroxyproline	甘氨酸	Glycine
阿魏酸	Ferulic acid	藁本内酯	Ligustilide
白桦脂酸	Betulonic acid	桂皮醛	trans-Cinnamaldehyde
贝母素乙	Peiminine	红景天苷	Salidroside
丙氨酸	Alanine	胡黄连苷Ⅰ	Picroside Ⅰ
苍术素	Atractylodin	胡黄连苷Ⅱ	Picroside Ⅱ
柴胡皂苷a	Saikosaponin a	黄曲霉毒素B_1	Aflatoxin B_1
柴胡皂苷d	Saikosaponin d	黄曲霉毒素B_2	Aflatoxin B_2
橙皮苷	Hesperidin	黄曲霉毒素G_1	Aflatoxin G_1
川楝素	Toosendanin	黄曲霉毒素G_2	Aflatoxin G_2
川续断皂苷Ⅵ	Akebia saponin D	吉马酮	Germacrone
胆固醇	Cholesterol	芥子碱硫氰酸盐	Sinapine thiocyanate
靛蓝	Indigo	金丝桃苷	Hyperoside
靛玉红	Indirubin	亮氨酸	L-Leucine
		六氯苯	Hexachlorobenzene

芦丁	Rutin
罗汉果皂苷V	Mogroside V
绿原酸	Chlorogenic acid
氯丹（顺式氯丹、反式氯丹、氧化氯丹）	Chlordan technical mixture pestanal [cis-Chlordane、trans-Chlordane、(+)-oxy-Chlordane]
牡荆苷	Vitexin
木犀草苷	Cynaroside
耐斯糖	Nistose
脯氨酸	DL-Proline
七氯（七氯、环氧七氯）	Heptachlor (Heptachlor、Heptachlor-epoxide)
齐墩果酸	Oleanolic acid
人参皂苷Rb_1	Ginsenoside Rb_1
人参皂苷Re	Ginsenoside Re
人参皂苷Rf	Ginsenoside Rf
人参皂苷Rg_1	Ginsenoside Rg_1
鞣花酸	Ellagic acid
肉桂酸	trans-Cinnamic acid
三七皂苷R_1	Notoginsenoside R_1
沙苑子苷	Complanatuside
山柰酚-3-O-芸香糖苷	Kaempferol-3-O-Rutinoside
芍药苷	Paeoniflorin
石斛碱	Dendrobine
穗花杉双黄酮	Amentoflavone
天麻素	Gastrodin
无水葡萄糖	D(+)-Glucose
五氯硝基苯	Quintozine
香草酸	Vanillic acid
熊果酸	Ursolic acid
延胡索乙素	Tetrahydropal Matine
盐酸黄柏碱	Phellodendrine Chloride
盐酸小檗碱	Berberine Hydrochloride
异贝壳杉烯酸	Kaurenoic acid
薏苡仁油	Coix seed oil
淫羊藿苷	Icariin
柚皮苷	Naringin
栀子苷	Geniposide
苯甲酰新乌头原碱	Benzoylmesaconine
苯甲酰乌头原碱	Benzoylaconine
苯甲酰次乌头原碱	Benzoylhypaconitine
新乌头碱	Mesaconitine
次乌头碱	Hypaconitine
乌头碱	Aconitine

对照药材

中文名	拉丁名	中文名	拉丁名
人参	Ginseng Radix et Rhizoma	佛手	Citri Sarcodactylis Fructus
三七	Notoginseng Radix et Rhizoma	诃子	Chebulae Fructus
三棱	Sparganii Rhizoma	沙苑子	Astragali Complanati Semen
川贝母	Fritillariae Cirrhosae Bulbus	龟甲	Testudinis Carapax et Plastrum
川楝子	Toosendan Fructus	卷柏	Selaginellae Herba
五加皮	Acanthopanacis Cortex	狗脊	Cibotii Rhizoma
五灵脂	Trogopterori Praeparatae	罗汉果	Siraitiae Fructus
天山雪莲	Saussureae Involucratae Herba	金樱子	Rosae Laevigatae Fructus
天麻	Gastrodiae Rhizoma	栀子	Gardeniae Fructus
巴戟天	Morindae Officinalis Radix	枸骨叶	Ilicis Cornutae Folium
火麻仁	Cannabis Fructus	菊花	Chrysanthemi Flos
白矾	Alumen	莱菔子	Raphani Semen
北柴胡	Bupleuri Radix	莲子	Nelumbinis Semen
布渣叶	Microctis Folium	菟丝子	Cuscutae Semen
白及	Bletillae Rhizoma	黄精	Polygonati Rhizoma
白术	Atractylodis Macrocephalae Rhizoma	黄柏	Phellodendri Chinensis Cortex
半夏	Pinelliae Rhizoma	续断	Dipsaci Radix
干姜	Zingiberis Rhizoma	鹿角胶	Cervi Cornus Colla
当归	Angelicae Sinensis Radix	猪牙皂	Gleditsiae Fructus Abnormalis
延胡索	Corydalis Rhizoma	黑枣	Ziziphi Jujubae Fructus
芡实	Euryales Semen	岗梅	Ilicis Asprellae Radix et Caulis

附录Ⅵ 本册规范收载中药饮片图片

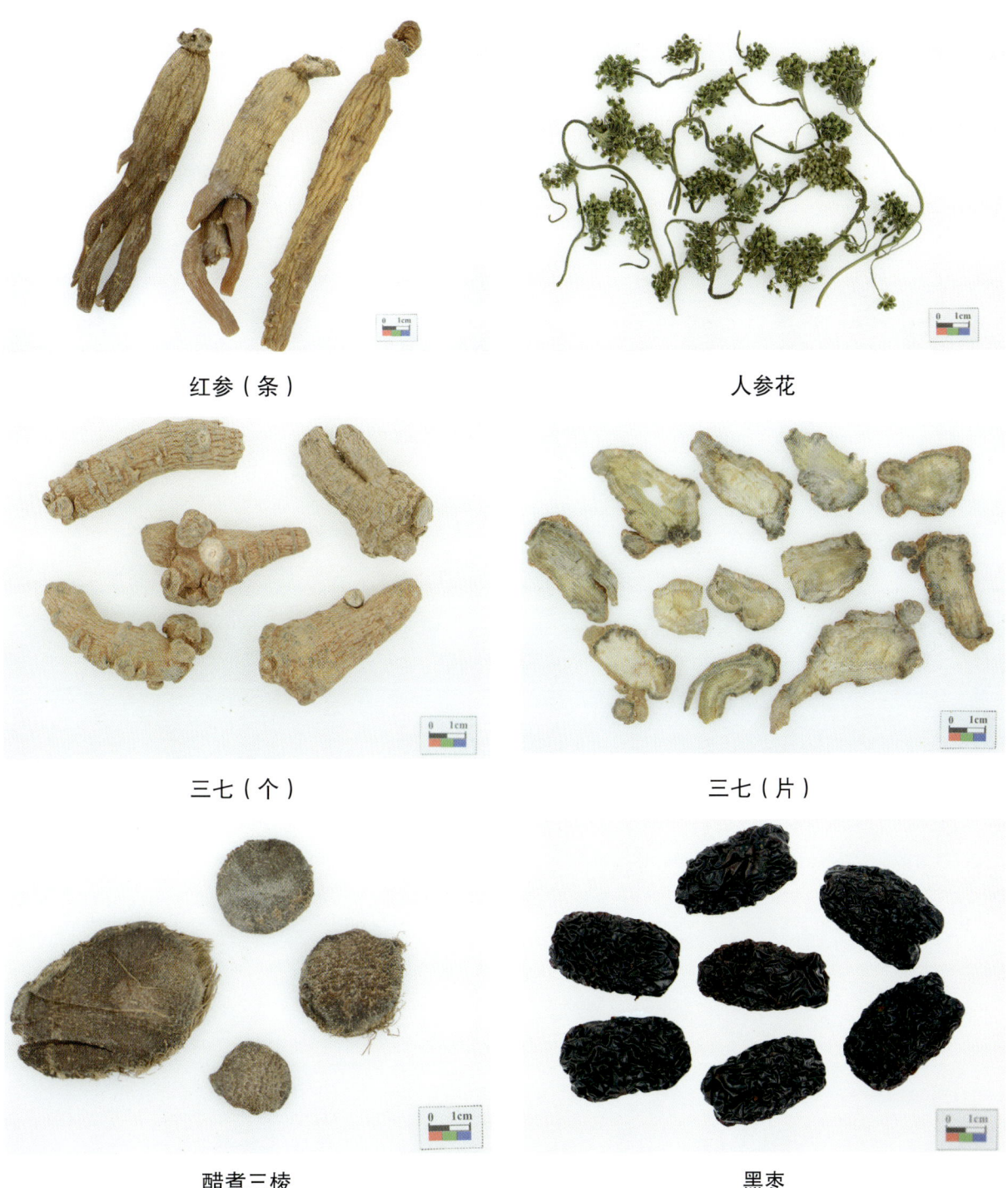

红参（条）　　　　　　　　人参花

三七（个）　　　　　　　　三七（片）

醋煮三棱　　　　　　　　　黑枣

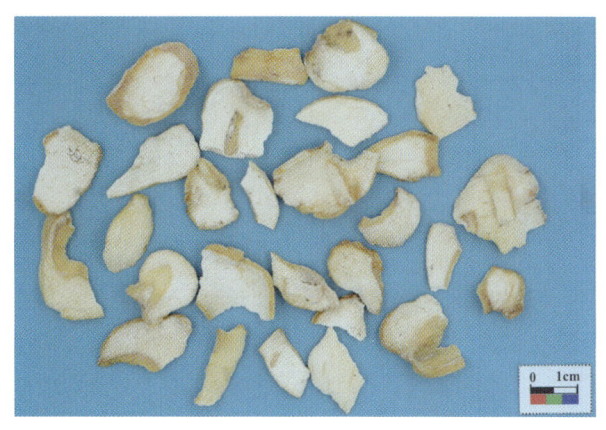

川贝母（片）

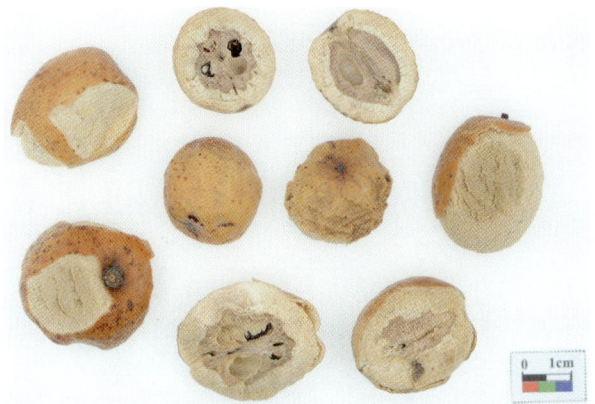

川楝子（瓣）

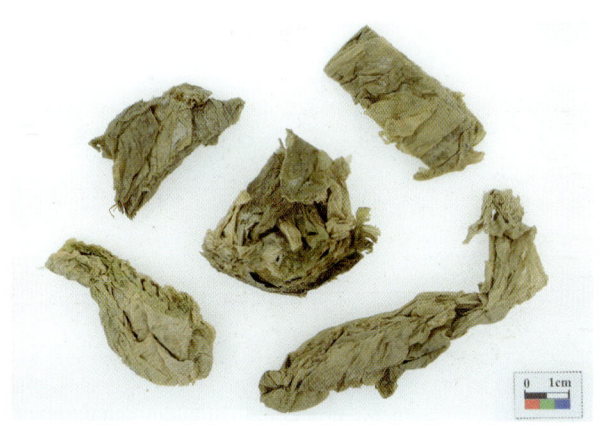

广昆布

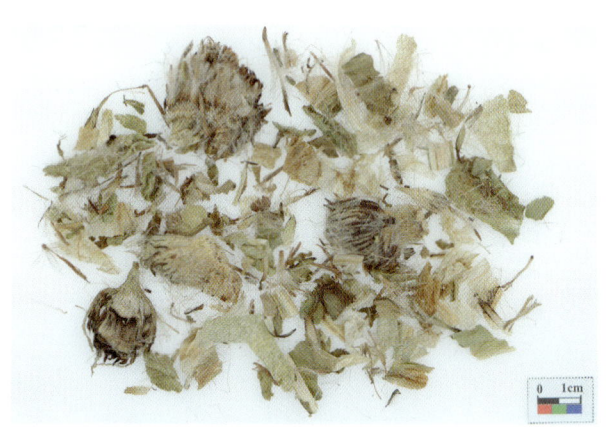

天山雪莲（段）

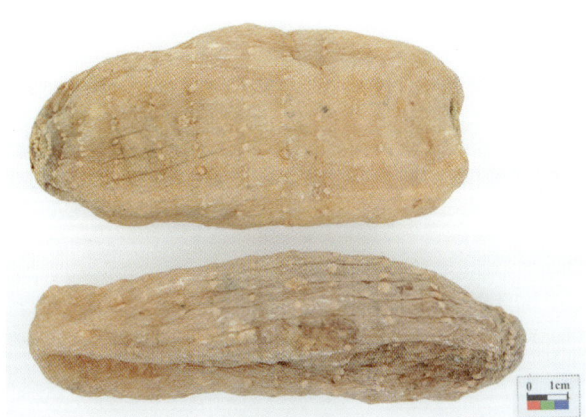

天麻（个）

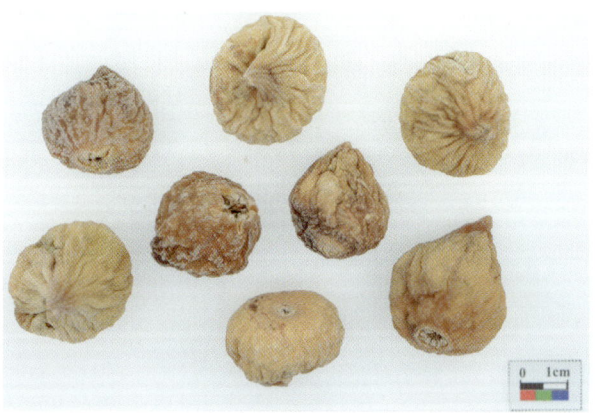

无花果

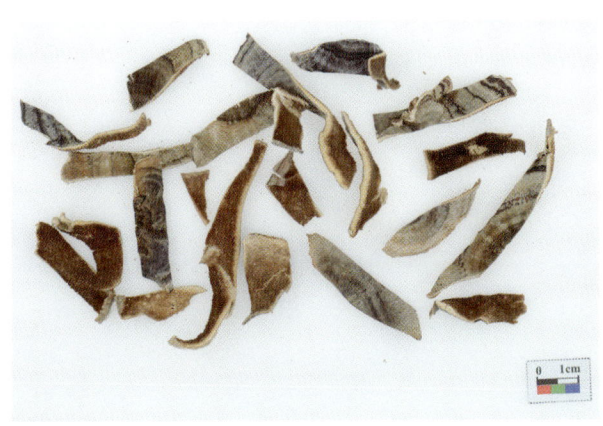
云芝（丝）

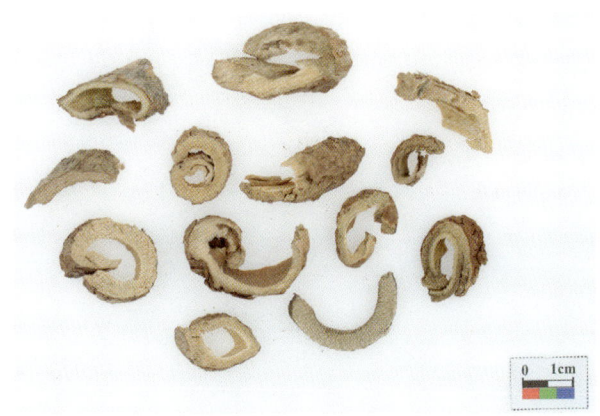
五加皮（段）

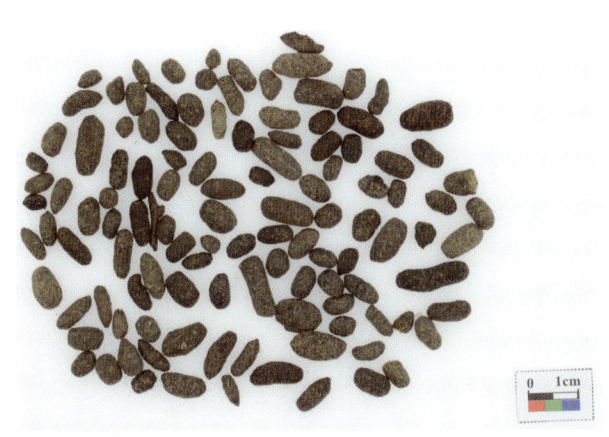
醋五灵脂

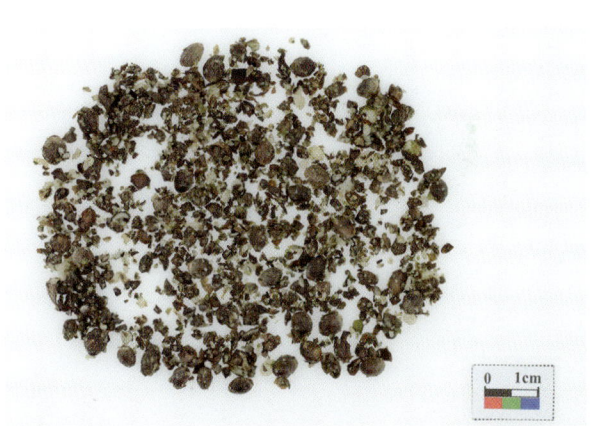
火麻仁（碎）

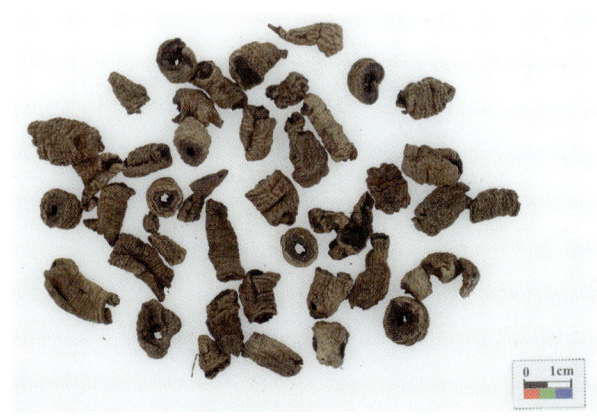
盐蒸巴戟肉

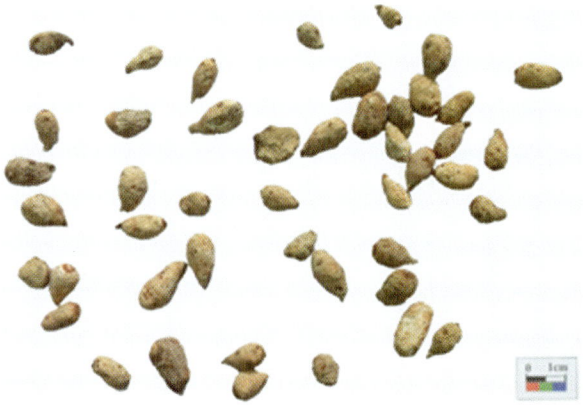
水半夏

附录Ⅵ　本册规范收载中药饮片图片

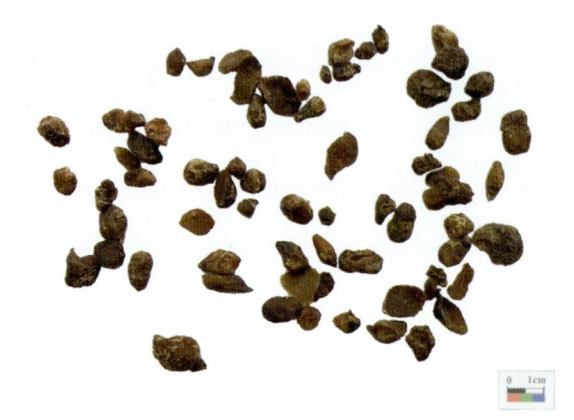

姜水半夏

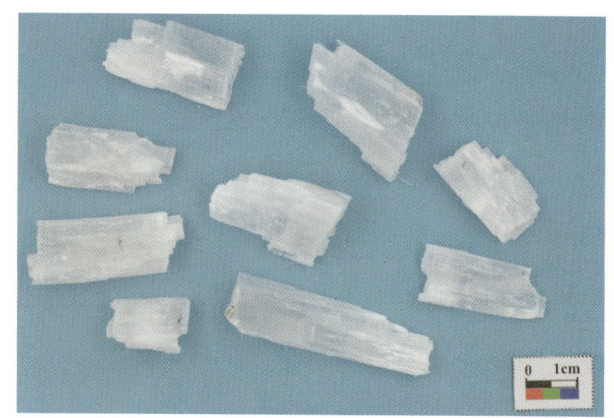

生石膏（块）

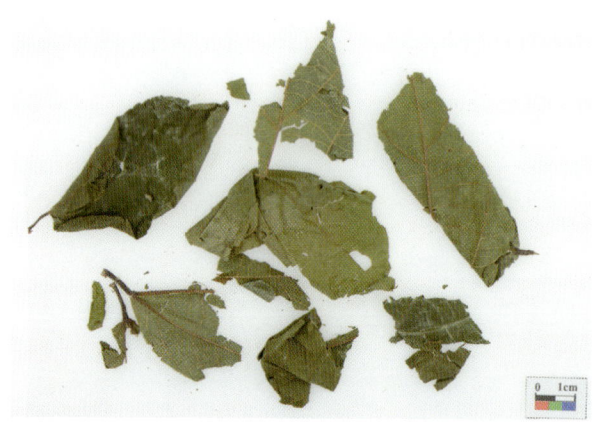

布渣叶（丝）

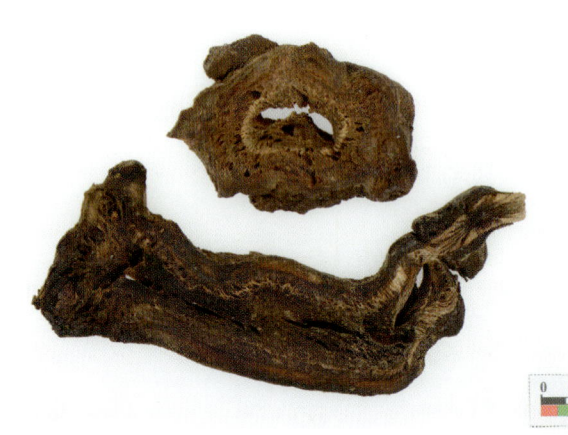

蒸白术

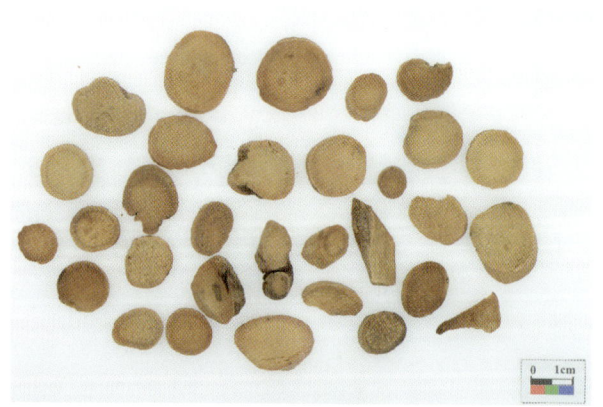

麸炒白芍

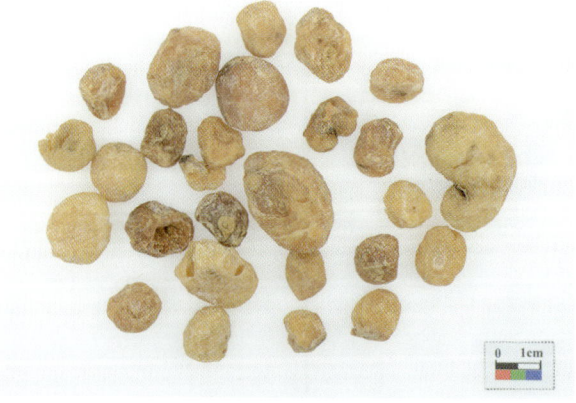

姜蒸半夏

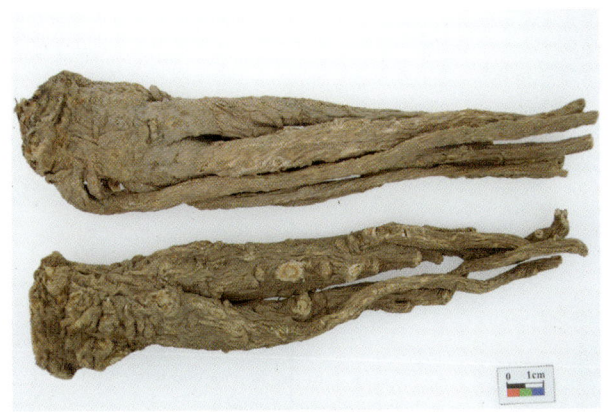

全归

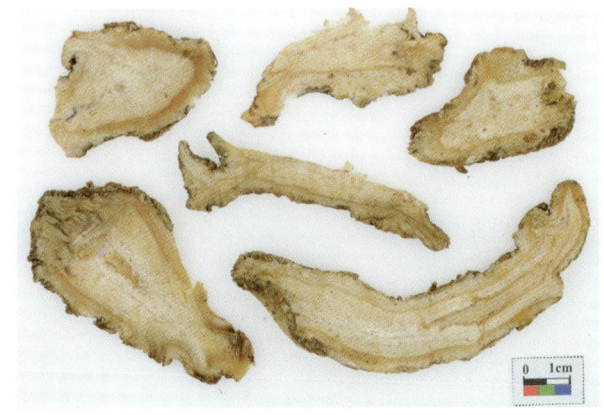

归头（薄片）

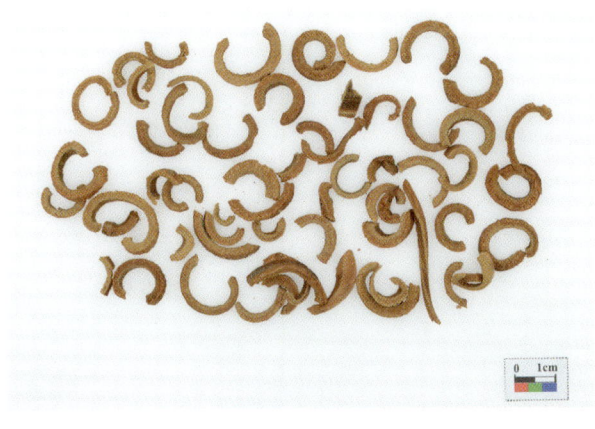

肉桂（丝）.

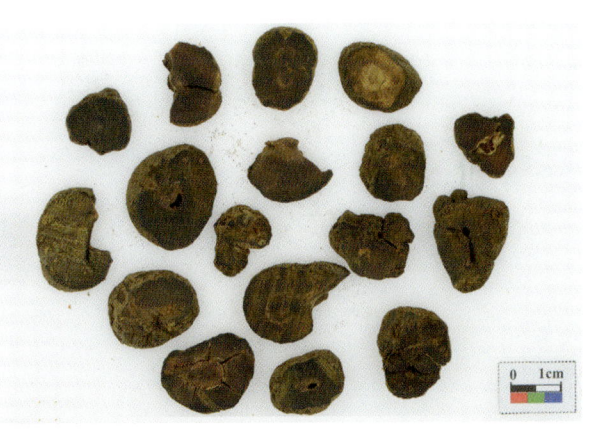

醋蒸延胡索

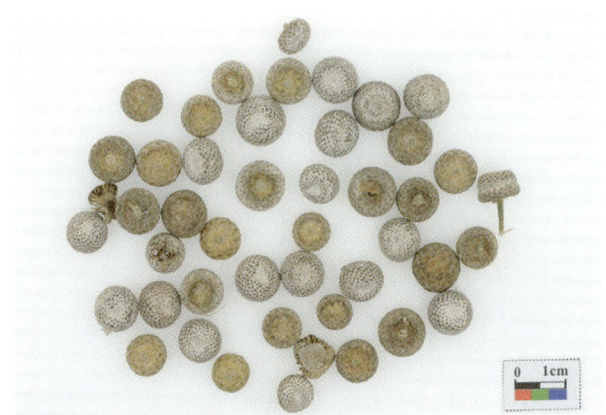

华南谷精珠

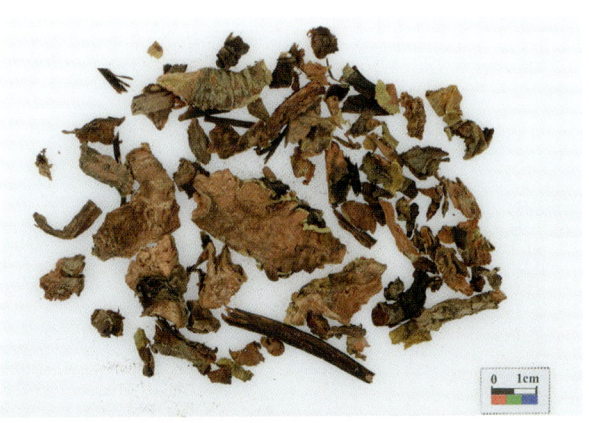

红景天（块）

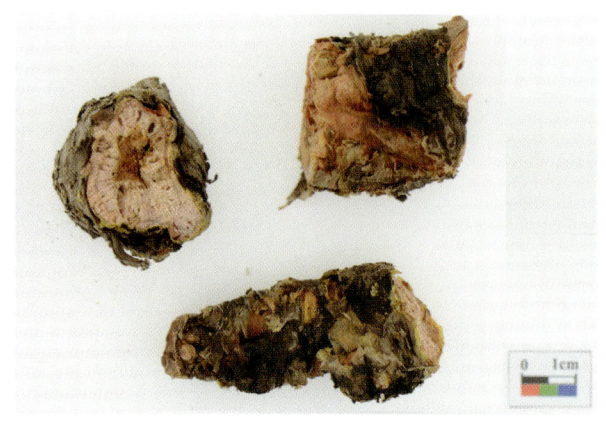
红景天（段）

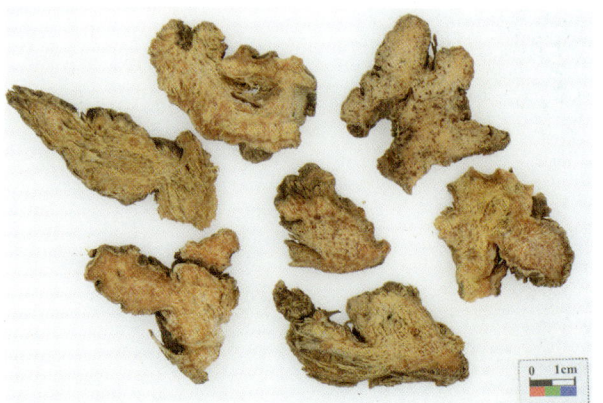
泡苍术

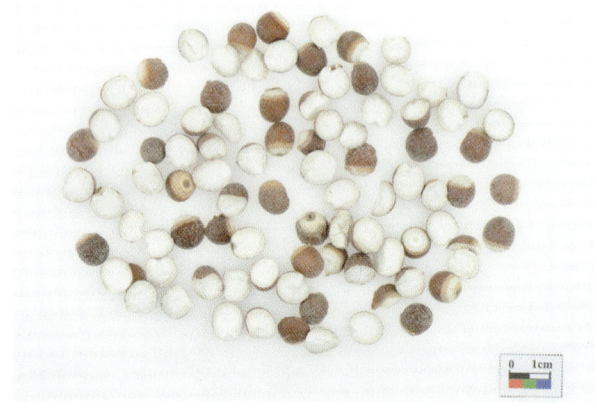
芡实（瓣）

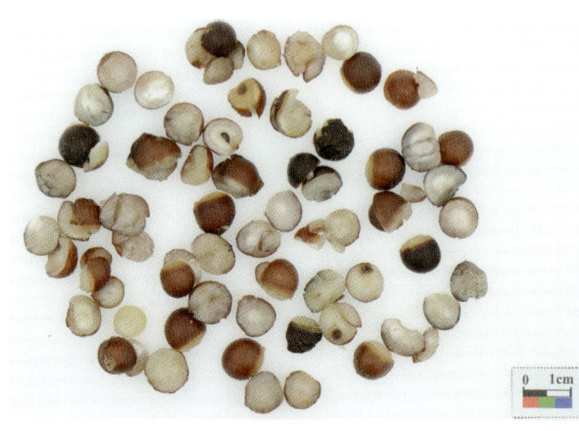
盐芡实

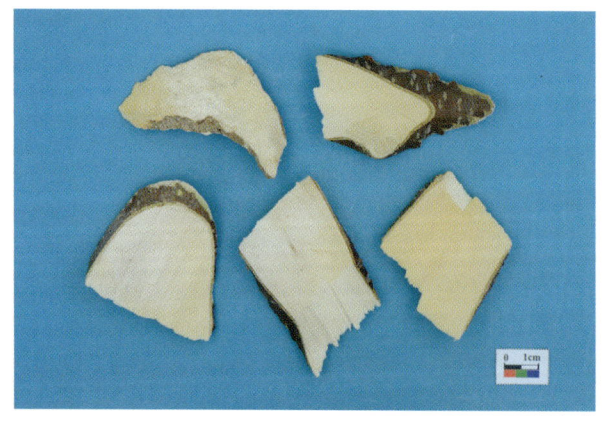
岗梅

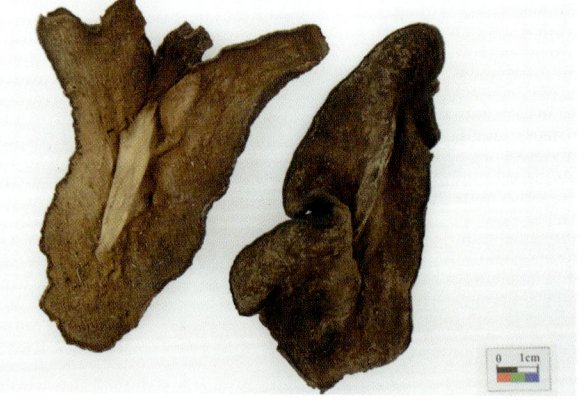
蒸佛手

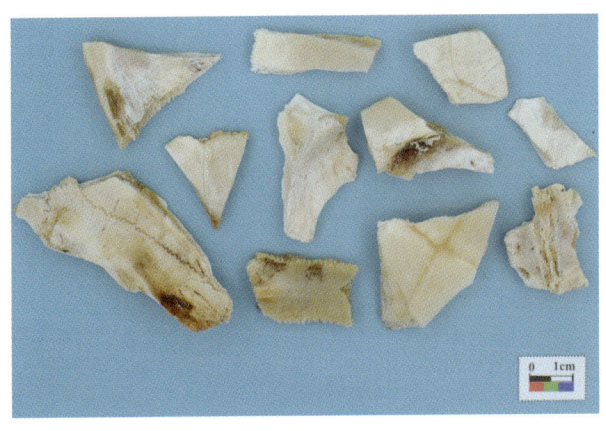
龟甲（块）

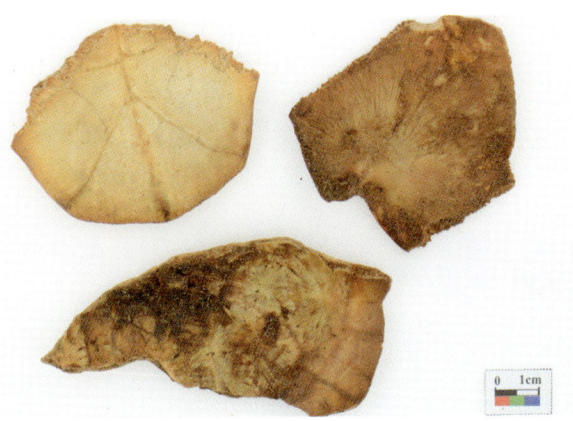
醋龟甲（块）

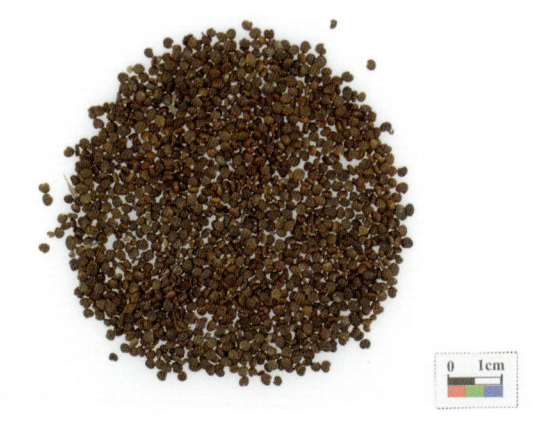
盐蒸沙苑子

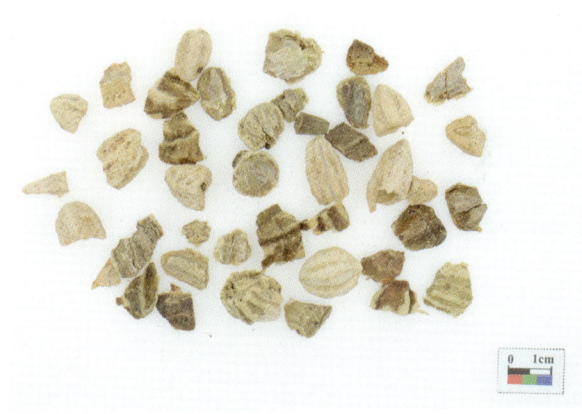
诃子（碎）

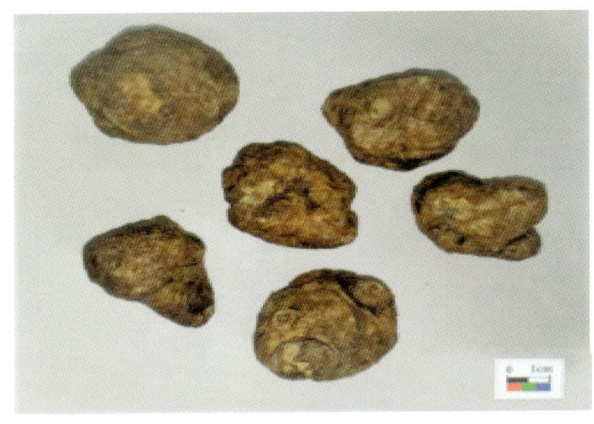
炮天雄

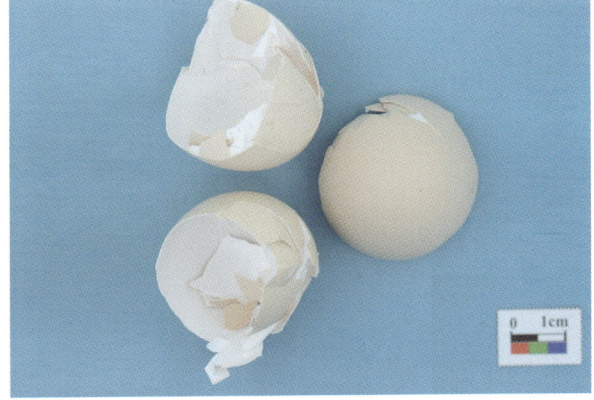
鸡蛋壳

附录Ⅵ 本册规范收载中药饮片图片

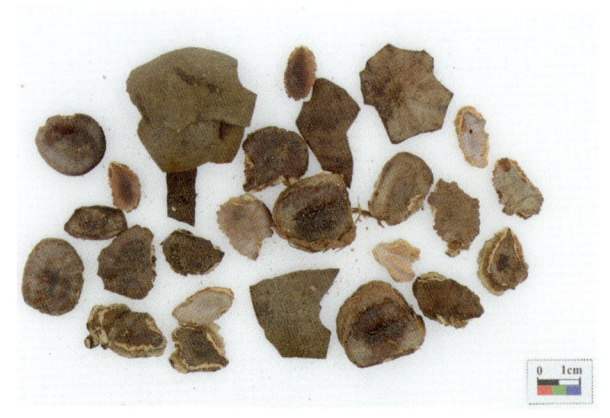

罗汉果（块）

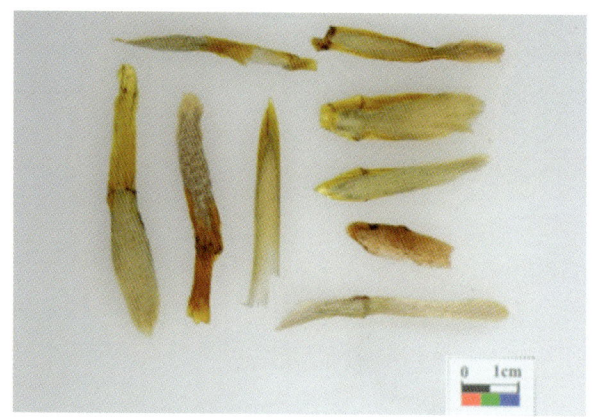

金钗石斛（片）

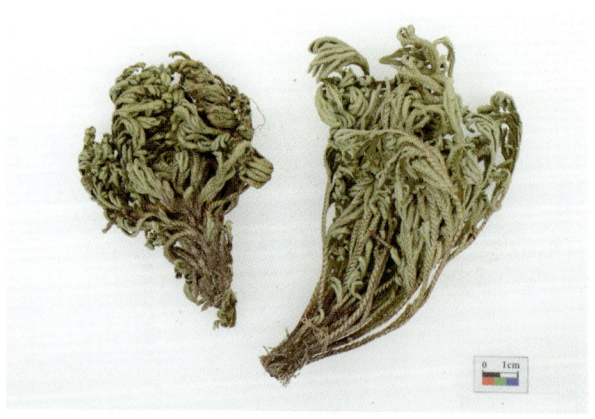

盐金樱子

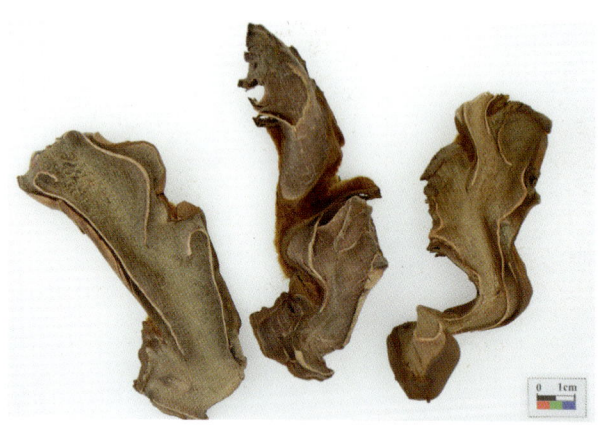

盐狗脊

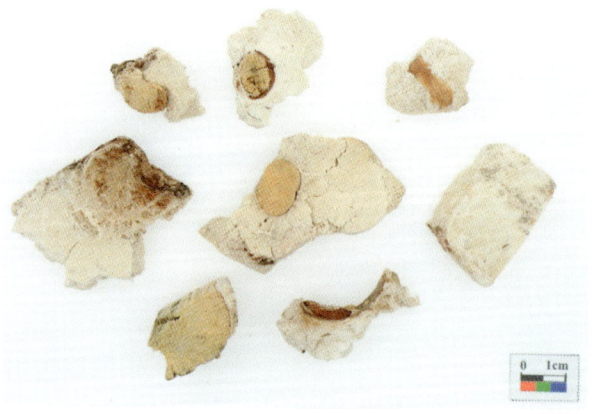

卷柏（个）

茯神

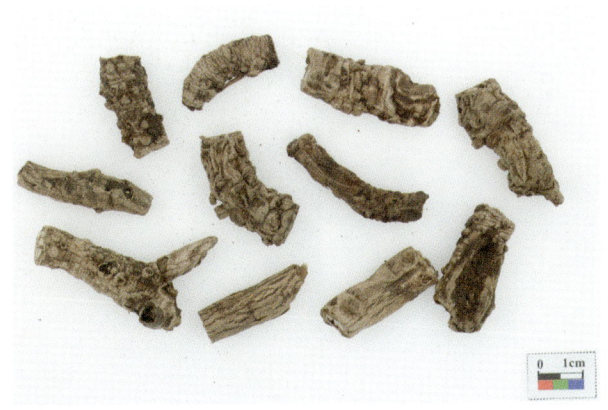
胡黄连(段)

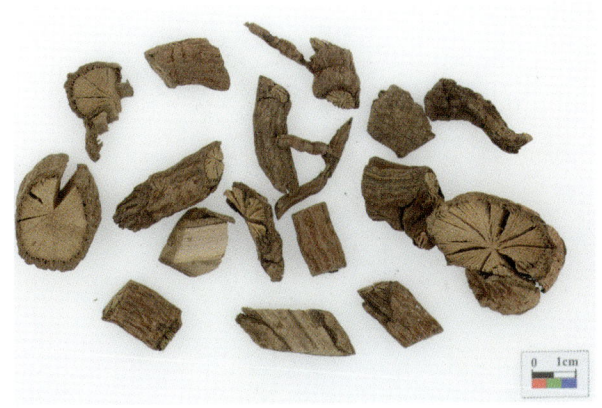
胡椒根(段)

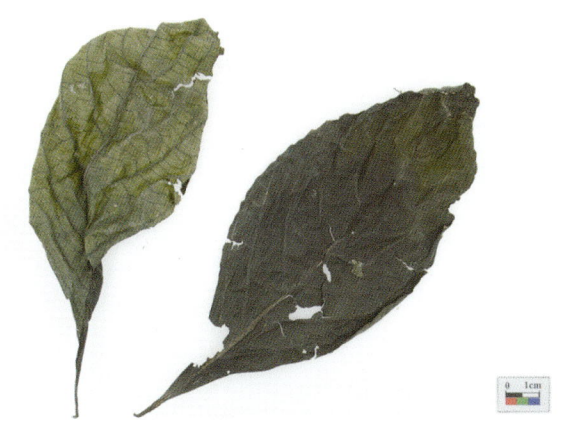
南大青叶

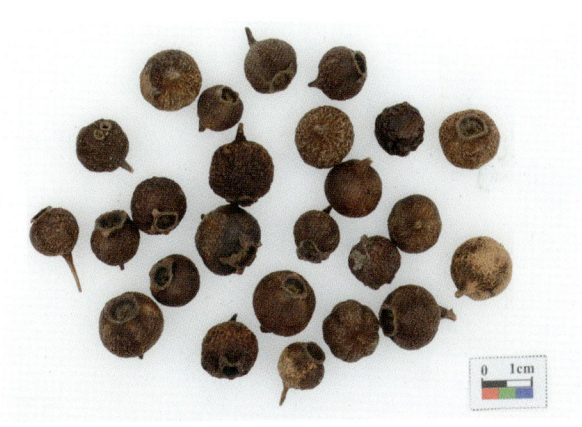
南山楂

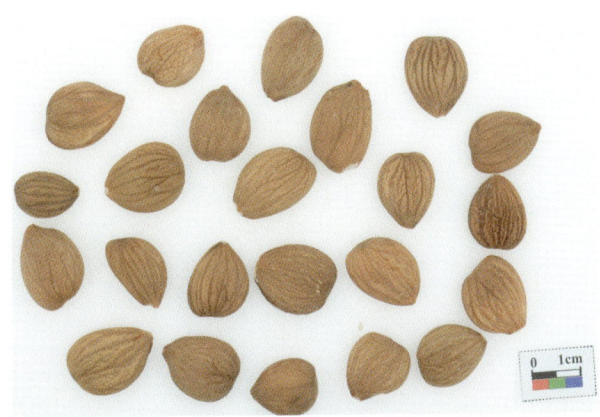
南杏仁

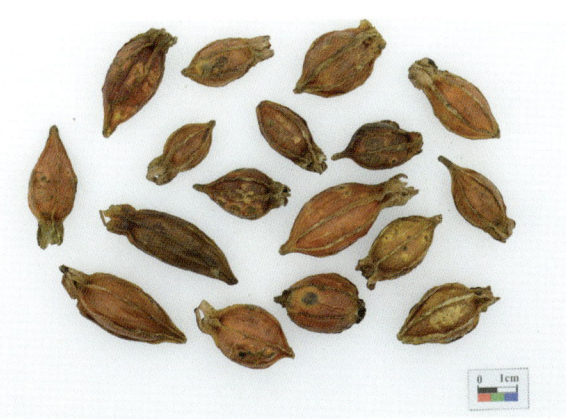
姜栀子

附录Ⅵ 本册规范收载中药饮片图片

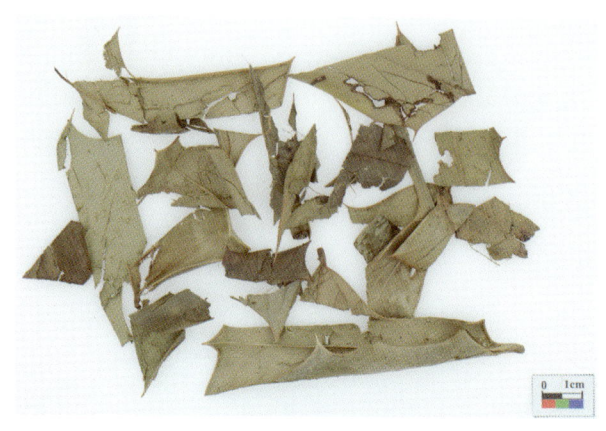

枸骨叶（丝）

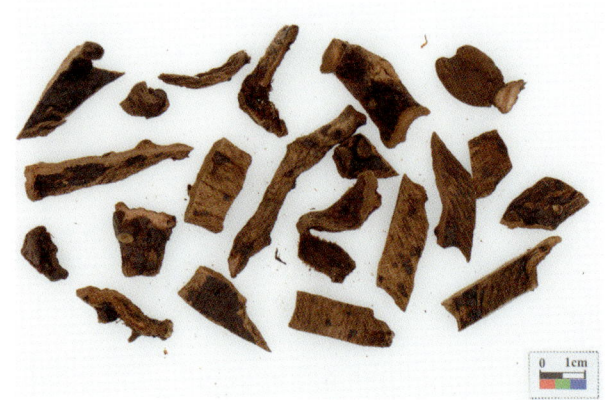

骨碎补（段）

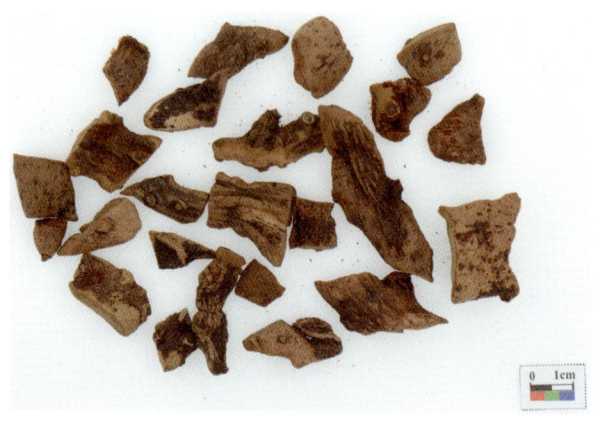

烫骨碎补（段）

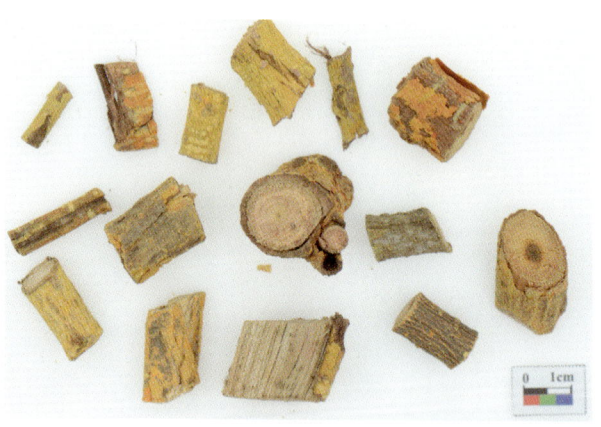

穿破石（段）

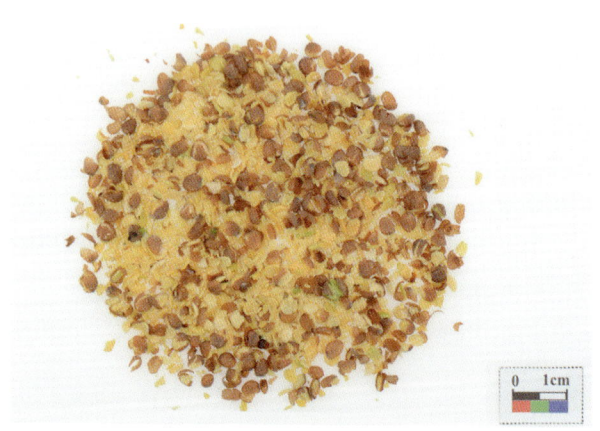

莱菔子（碎）

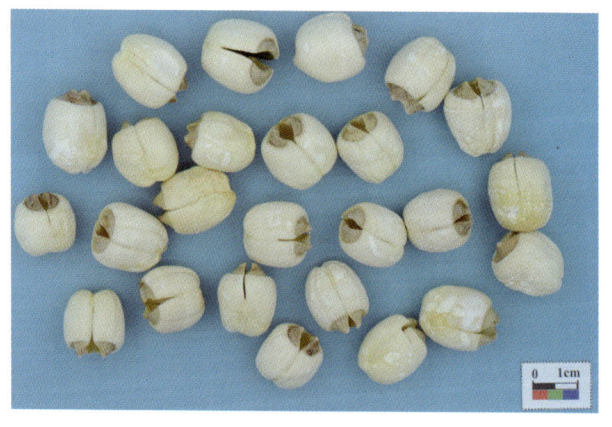

白莲子

附录Ⅵ 本册规范收载中药饮片图片

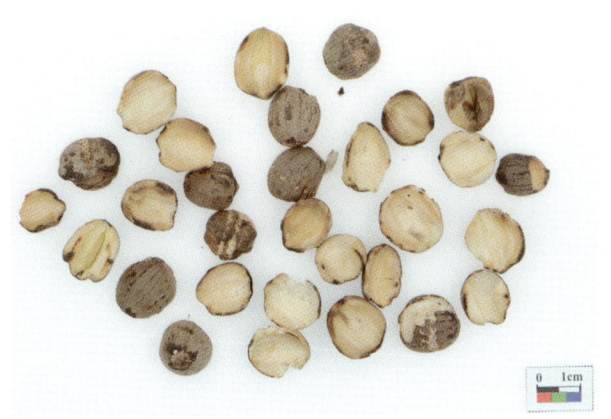

炒莲子

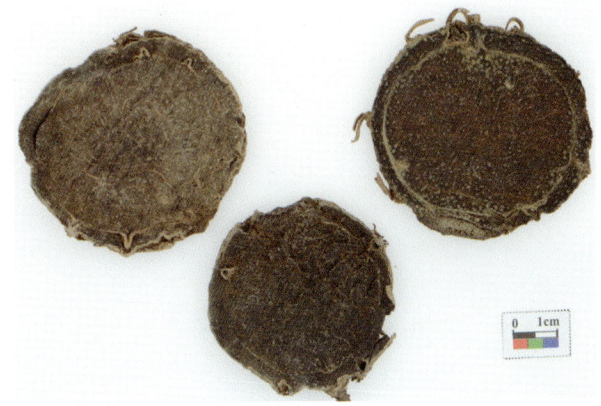

醋蒸莪术

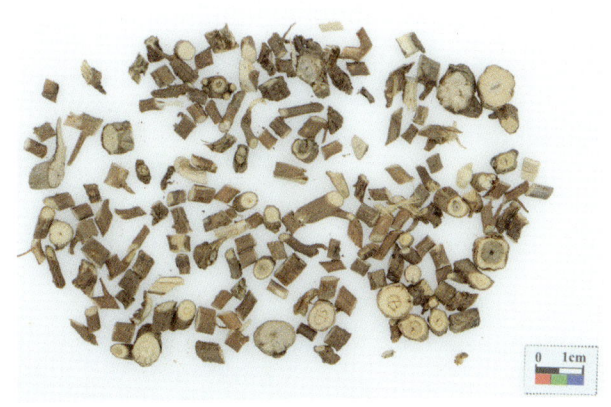

北柴胡(段)

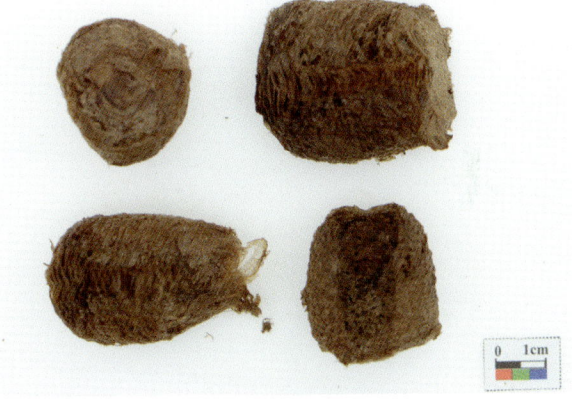

盐桑螵蛸

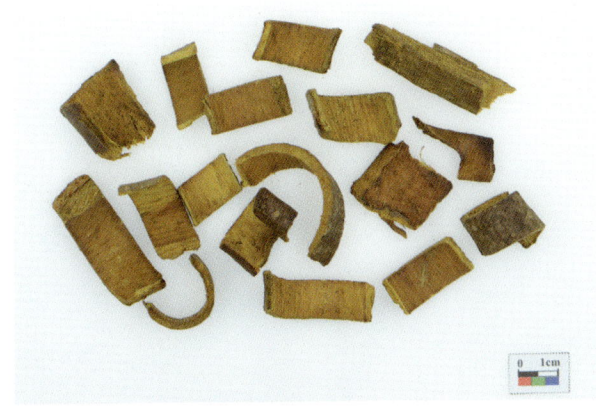

酒黄柏

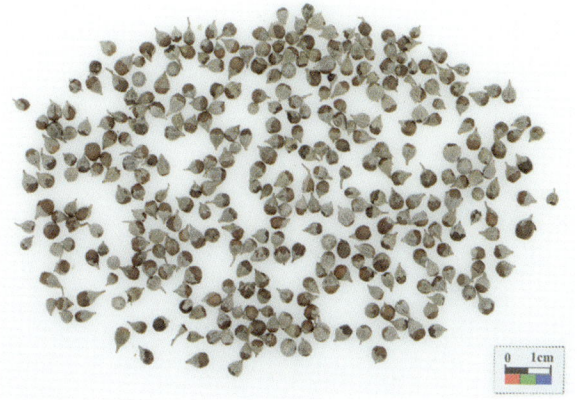

黄荆子

附录 51

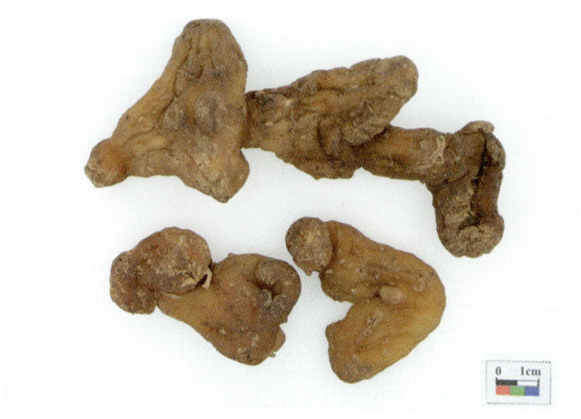

黄精（个）

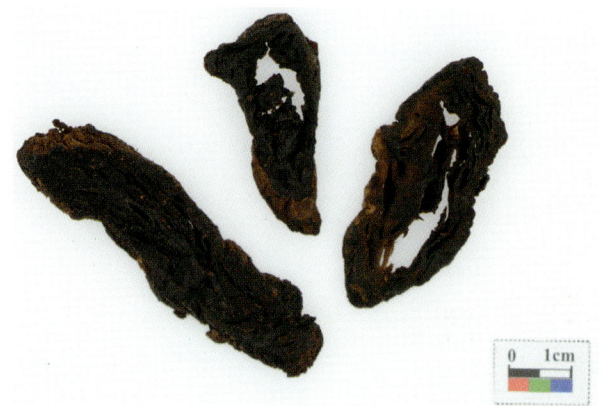

蒸黄精

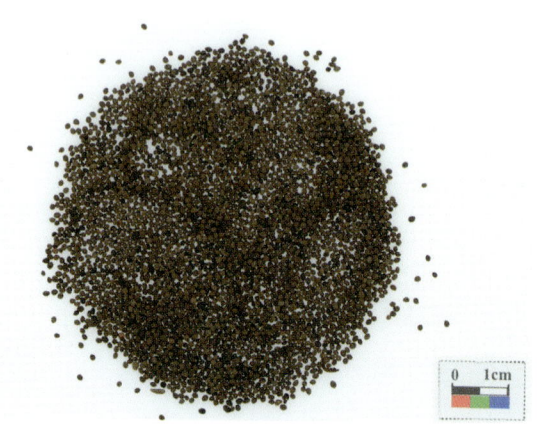

盐蒸菟丝子

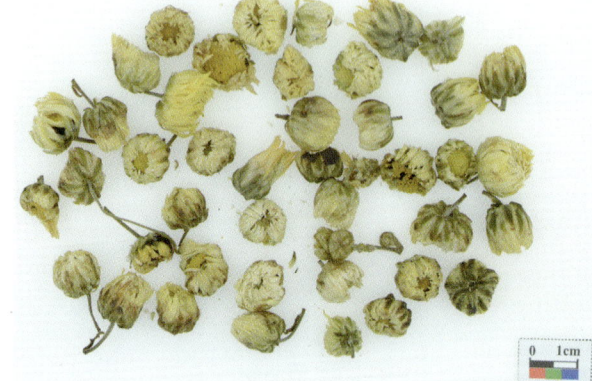

胎菊

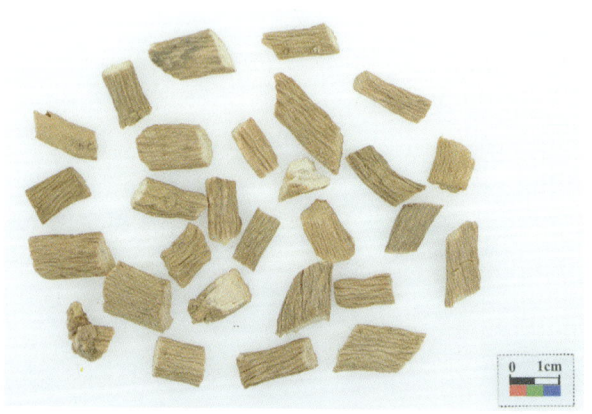

银柴胡（段）

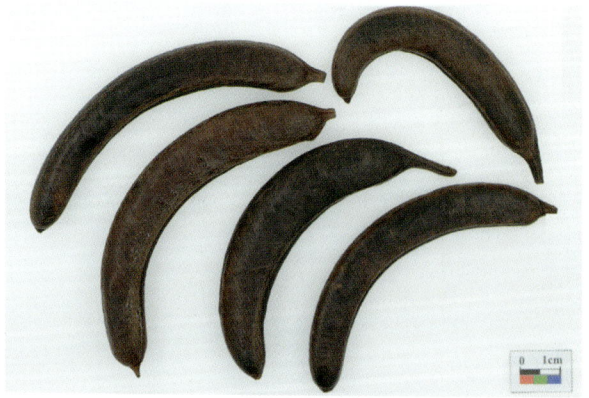

炒猪牙皂

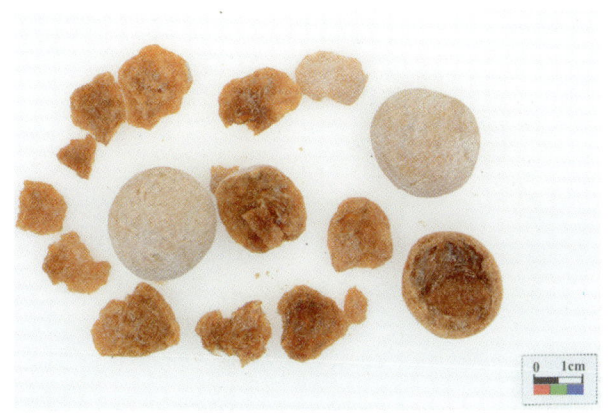

炒鹿角胶

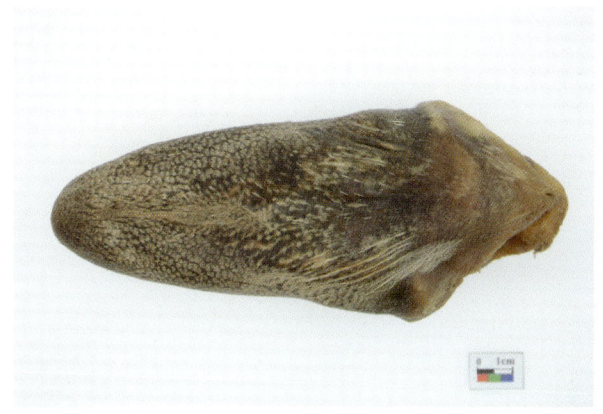

鹿尾巴(马鹿)

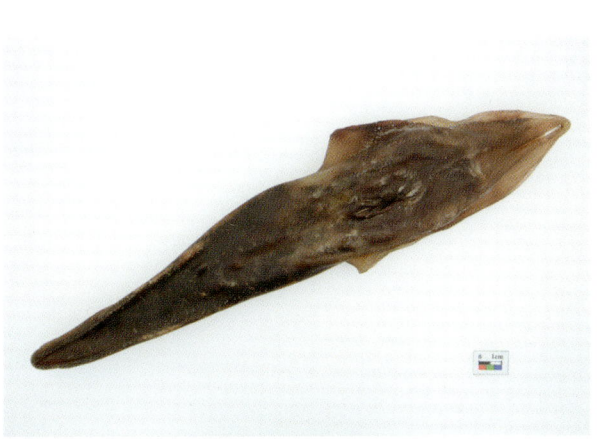

鹿尾巴(梅花鹿)

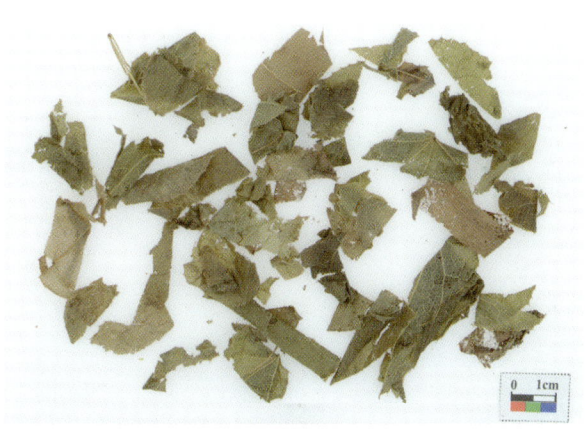

蒸淫羊藿

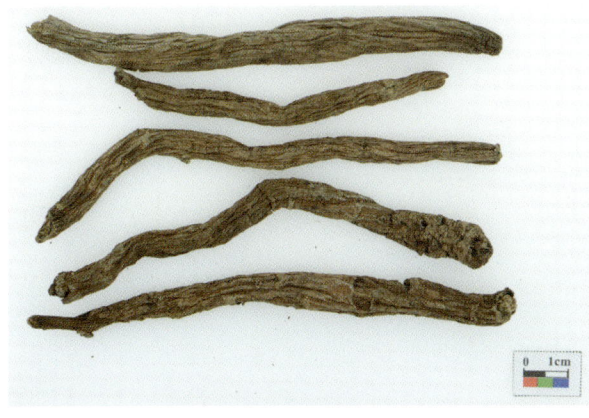

盐蒸续断

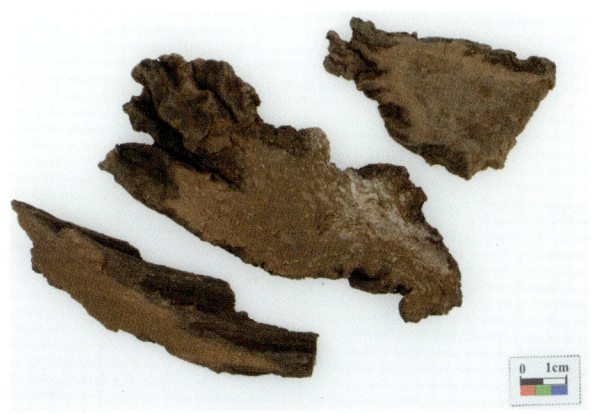

盐锁阳

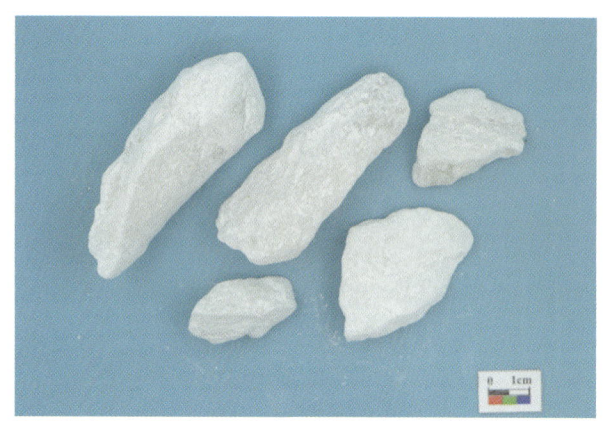

滑石(块)

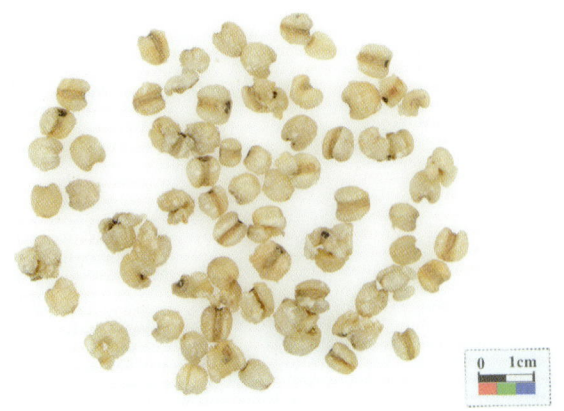

炒薏苡仁

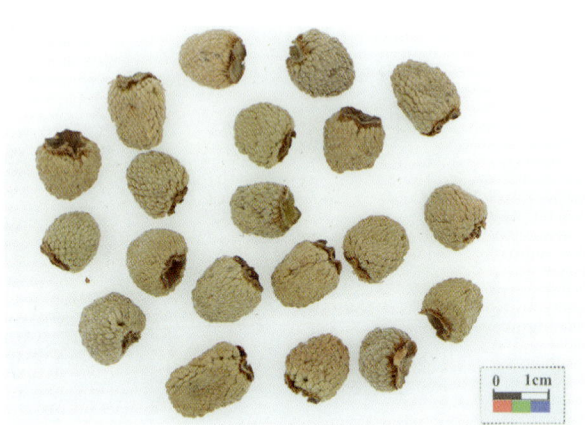

盐覆盆子

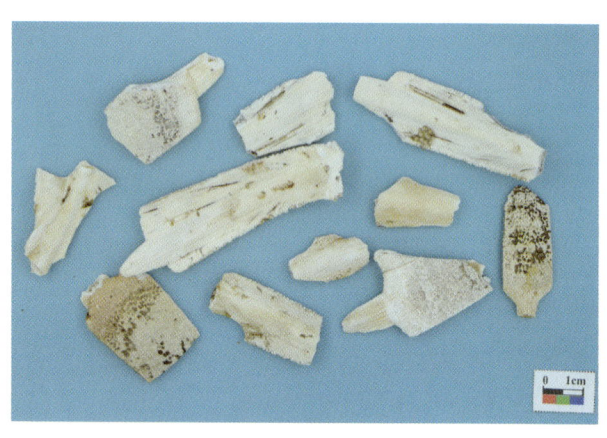

鳖甲(块)

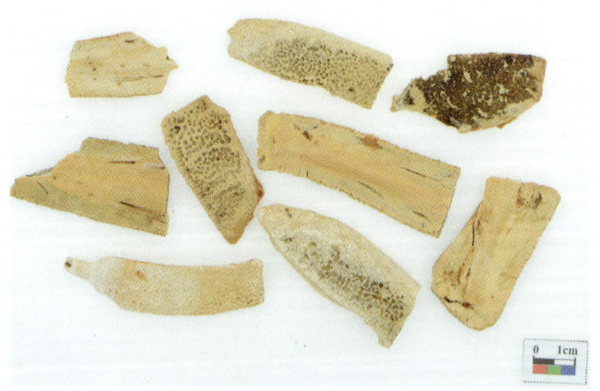

醋鳖甲(块)

索引

汉语拼音索引

(按字母顺序排序)

B

Bailianzi 白莲子 ················· 119

Beichaihu（Duan） 北柴胡（段）········ 125

Biejia（Kuai） 鳖甲（块）············ 162

Buzhaye（Si） 布渣叶（丝）··········· 47

C

Chaolianzi 炒莲子 ················ 121

Chaolujiaojiao 炒鹿角胶············· 145

Chaoyiyiren 炒薏苡仁 ·············· 157

Chaozhuyazao 炒猪牙皂············· 143

Chuanbeimu（Pian） 川贝母（片）······· 17

Chuanlianzi（Ban） 川楝子（瓣）······· 20

Chuanposhi（Duan） 穿破石（段）······· 115

Cubiejia（Kuai） 醋鳖甲（块）········· 163

Cuguijia（Kuai） 醋龟甲（块）········· 80

Cuwulingzhi 醋五灵脂·············· 35

Cuzhengyanhusuo 醋蒸延胶索········· 62

Cuzheng'ezhu 醋蒸莪术············· 123

Cuzhusanleng 醋煮三棱············· 13

F

Fuchaobaishao 麸炒白芍············· 51

Fushen 茯神····················· 100

G

Gangmei 岗梅···················· 74

Gouguye（Si） 枸骨叶（丝）··········· 111

Guangkunbu 广昆布················ 22

Gusuibu（Duan） 骨碎补（段）········· 112

Guijia（Kuai） 龟甲（块）············ 78

Guitou（Baopian） 归头（薄片）········ 58

H

Heizao 黑枣····················· 15

Hezi（Sui） 诃子（碎）·············· 84

Hongjingtian（Duan） 红景天（段）······ 68

Hongjingtian（Kuai） 红景天（块）······ 66

Hongshen（Tiao） 红参（条）·········· 3

Hua'nangujingzhu 华南谷精珠········· 65

Huangjing（Ge） 黄精（个）··········· 133

Huangjingzi 黄荆子················ 131

Huashi（Kuai） 滑石（块）············ 156

Huhuanglian（Duan） 胡黄连（段）······ 102

Hujiaogen（Duan） 胡椒根（段）········ 104

Huomaren（Sui） 火麻仁（碎）········· 37

J

Jiangshuibanxia 姜水半夏············ 43

Jiangzhengbanxia 姜蒸半夏··········· 53

Jiangzhizi 姜栀子················· 109

Jidanke 鸡蛋壳··················· 89

Jinchaishihu（Pian） 金钗石斛（片）····· 92

Jiuhuangbo 酒黄柏	129
Juanbai（Ge） 卷柏（个）	98

L

Laifuzi（Sui） 莱菔子（碎）	117
Luohanguo（Kuai） 罗汉果（块）	90
Luweiba 鹿尾巴	148

N

Nandaqingye 南大青叶	105
Nanshanzha 南山楂	107
Nanxingren 南杏仁	108

P

Paocangzhu 泡苍术	70
Paotianxiong 炮天雄	86

Q

Qianshi（Ban） 芡实（瓣）	72
Quangui 全归	55

R

Renshenhua 人参花	6
Rougui（Si） 肉桂（丝）	60

S

Sanqi（Ge） 三七（个）	9
Sanqi（Pian） 三七（片）	11
Shengshigao（Kuai） 生石膏（块）	45
Shuibanxia 水半夏	41

T

Taiju 胎菊	139
Tangusuibu（Duan） 烫骨碎补（段）	114
Tianma（Ge） 天麻（个）	26
Tianshanxuelian（Duan） 天山雪莲（段）	24

W

Wuhuaguo 无花果	29
Wujiapi（Duan） 五加皮（段）	33

Y

Yanfupenzi 盐覆盆子	159
Yangouji 盐狗脊	96
Yanjinyingzi 盐金樱子	94
Yanqianshi 盐芡实	73
Yansangpiaoxiao 盐桑螵蛸	127
Yansuoyang 盐锁阳	154
Yanzhengbajirou 盐蒸巴戟肉	39
Yanzhengshayuanzi 盐蒸沙苑子	82
Yanzhengtusizi 盐蒸菟丝子	137
Yanzhengxuduan 盐蒸续断	152
Yinchaihu（Duan） 银柴胡（段）	141
Yunzhi（Si） 云芝（丝）	31

Z

Zhengbaizhu 蒸白术	49
Zhengfoshou 蒸佛手	76
Zhenghuangjing 蒸黄精	135
Zhengyinyanghuo 蒸淫羊藿	149

拉丁名索引

(按字母顺序排序)

A

ACANTHOPANACIS CORTEX CONCISA
　五加皮（段）……………………33
ACONITI LATERALIS RADIX PRAEPARATA
　炮天雄………………………………86
ANGELICAE SINENSIS RADIX　全归……55
ANGELICAE SINENSIS RADIX CONCISA
　归头（薄片）……………………58
ARMENIACAE SEMEN DULCE　南杏仁……108
ASTRAGALI COMPLANATI SEMEN SALATUM
　盐蒸沙苑子…………………………82
ATRACTYLODIS MACROCEPHALAE
　RHIZOMA PRAEPARATUM　蒸白术………49
ATRACTYLODIS RHIZOMA PRAEPARATUM
　泡苍术………………………………70

B

BAPHICACANTHIS CUSIAE FOLIUM
　南大青叶……………………………105
BUPLEURI RADIX CONCISA
　北柴胡（段）……………………125

C

CANNABIS FRUCTUS　火麻仁（碎）………37
CERVI CAUDA　鹿尾巴……………………148
CERVI CORNUS COLLA TOSTA
　炒鹿角胶……………………………145
CHEBULAE FRUCTUS　诃子（碎）………84
CHRYSANTHEMI FLOS　胎菊……………139
CIBOTII RHIZOMA SALATUM　盐狗脊………96
CINNAMOMI CORTEX CONCISUS
　肉桂（丝）…………………………60
CITRI SARCODACTYLIS FRUCTUS
　PRAEPARATUS　蒸佛手………………76
COICIS SEMEN TOSTUM　炒薏苡仁………157
CORIOLUS CONCISUS　云芝（丝）………31
CORYDALIS RHIZOMA PRAEPARATUM
　醋蒸延胡索…………………………62
CRATAEGI CUNEATAE FRUCTUS
　南山楂………………………………107
CUDRANIAE RADIX CONCISA
　穿破石（段）……………………115
CURCUMAE RHIZOMA PRAEPARATUM
　醋蒸莪术……………………………123
CUSCUTAE SEMEN SALATUM
　盐蒸菟丝子…………………………137
CYNOMORII HERBA SALATUS
　盐锁阳………………………………154

D

DENDROBII NOBILIS CAULIS CONSISUS
　金钗石斛（片）……………………92
DIPSACI RADIX SALATA
　盐蒸续断……………………………152

拉丁名索引

DRYNARIAE RHIZOMA CONCISUM
　　骨碎补（段）……………………… 112
DRYNARIAE RHIZOMA CONCISUM
　　PRAEPARATUM　烫骨碎补（段）……… 114

E

EPIMEDII FOLIUM PRAEPARATUM
　　蒸淫羊藿…………………………… 149
ERIOCAULI SEXANGULARAE FLOS
　　华南谷精珠………………………… 65
EURYALES SEMEN　芡实（瓣）……… 72
EURYALES SEMEN SALSUM　盐芡实……… 73

F

FICI CARICAE FRUCTUS　无花果……… 29
FRITILLARIAE CIRRHOSAE BULBUS
　　CONCISUS　川贝母（片）………… 17

G

GALLI OVI CHORION　鸡蛋壳………… 89
GARDENIAE FRUCTUS PRAEPARATUS CUM
　　ZINGIBERE　姜栀子……………… 109
GASTRODIAE RHIZOMA　天麻（个）……… 26
GINSENG FLOS　人参花……………… 6
GINSENG RADIX ET RHIZOMA RUBRA
　　红参（条）………………………… 3
GLEDITSIAE FRUCTUS ABNORMALIS TOSTUS
　　炒猪牙皂…………………………… 143
GYPSUM FIBROSUM　生石膏（块）……45

I

ILICIS ASPRELLAE RADIX ET CAULIS
　　岗梅………………………………… 74
ILICIS CORNUTAE FOLIUM CONCISUM
　　枸骨叶（丝）……………………… 111

J

JUJUBAE FRUCTUS PRAEPARATUM
　　黑枣………………………………… 15

M

MANTIDIS OÖTHECA SALSA
　　盐桑螵蛸…………………………… 127
MICROCTIS FOLIUM CONCISUM
　　布渣叶（丝）……………………… 47
MORINDAE OFFICINALIS RADIX SALSA
　　盐蒸巴戟肉………………………… 39

N

NELUMBINIS SEMEN TOSTUM　炒莲子…… 121
NELUMBINIS SEMEN DECORTICATUM
　　白莲子……………………………… 119
NOTOGINSENG RADIX ET RHIZOMA
　　三七（个）………………………… 9
NOTOGINSENG RADIX ET RHIZOMA
　　CONCISA　三七（片）…………… 11

P

PAEONIAE RADIX ALBA TOSTA
　　麸炒白芍…………………………… 51
PHELLODENDRI CHINENSIS CORTEX
　　PRAEPARATUS　酒黄柏…………… 129
PICRORHIZAE RHIZOMA CONCISUM
　　胡黄连（段）……………………… 102
PINELLIAE RHIZOMA PRAEPARATUM CUM
　　ZINGIBERE ET ALUMINE　姜蒸半夏……… 53
PIPERIS RADIX CONCISA
　　胡椒根（段）……………………… 104
POLYGONATI RHIZOMA　黄精（个）…… 133
POLYGONATI RHIZOMA PRAEPARATUM

蒸黄精 ……………………………… 135
PORIA CUM RADICEM PINI
　茯神 ……………………………… 100

R

RAPHANI SEMEN　莱菔子（碎）………… 117
RHODIOLAE CRENULATAE RADIX ET
　RHIZOMA CONCISA　红景天（块）……… 66
RHODIOLAE CRENULATAE RADIX ET
　RHIZOMA CONCISA　红景天（段）……… 68
ROSAE LAEVIGATAE FRUCTUS SALATUS
　盐金樱子 …………………………… 94
RUBI FRUCTUS SALATUS　盐覆盆子 …… 159

S

SAUSSUREAE INVOLUCRATAE HERBA
　CONCISA　天山雪莲（段）…………… 24
SELAGINELLAE HERBA　卷柏（个）……… 98
SIRAITIAE FRUCTUS　罗汉果（块）……… 90
SPARGANII RHIZOMA PRAEPARATUM
　醋煮三棱 …………………………… 13
STELLARIAE RADIX CONSISA
　银柴胡（段）………………………… 141

T

TALCUM　滑石（块）…………………… 156
TESTUDINIS CARAPAX ET PLASTRUM
　龟甲（块）…………………………… 78
TESTUDINIS CARAPAX ET PLASTRUM
　PRAEPARATUM　醋龟甲（块）………… 80
TOOSENDAN FRUCTUS　川楝子（瓣）…… 20
TRIONYCIS CARAPAX CONCISA
　PRAEPARATA　醋鳖甲（块）………… 163
TRIONYCIS CARAPAX CONCISA
　鳖甲（块）………………………… 162
TROGOPTERORI FAECES PRAEPARATAE
　醋五灵脂 …………………………… 35
TYPHONII FLAGELLIFORMIS RHIZOMA
　水半夏 ……………………………… 41
TYPHONII FLAGELLIFORMIS RHIZOMA
　PRAEPARATUM CUM ZINGIBERE ET
　ALUMINE　姜水半夏 ………………… 43

U

ULVAE THALLUS　广昆布 ……………… 22

V

VITICIS NEGUNDINIS FRUCTUS
　黄荆子 ……………………………… 131

拉丁学名索引

(按字母顺序排序)

A

Acanthopanax gracilistylus W. W. Smith
　　细柱五加 ……………………………… 33
Aconitum carmichaelii Debx. 乌头 ………… 86
Angelica sinensis (Oliv.) Diels 当归 …… 55, 58
Astragalus complanatus R. Br. 扁茎黄芪 … 82
Atractylodes macrocephala Koidz. 白术 …… 49
Atractylodes chinensis (DC.) Koidz. 北苍术 … 70
Atractylodes lancea (Thunb.) DC. 茅苍术 …… 70

B

Baphicacanthus cusia (Nees) Bremek.
　　马蓝 …………………………………… 105
Bupleurum chinense DC. 柴胡 …………… 125
Bupleurum longiradiatum Turcz. 大叶柴胡 … 126

C

Cannabis sativa L. 大麻 …………………… 37
Cervus elaphus Linnaeus 马鹿 …………… 148
Cervus nippon Temminck 梅花鹿 ………… 148
Chinemys reevesii (Gray) 乌龟 ……… 78, 80
Chrysanthemum morifolium Ramat. 菊 …… 139
Cibotium barometz (L.) J. Sm. 金毛狗脊 … 96
Cinnamomum cassia Presl 肉桂 …………… 60

Citrus medica L. var. *sarcodactylis* Swingle
　　佛手 …………………………………… 76
Coix lacryma-jobi L. var. *ma-yuen* (Roman.)
　　Stapf 薏苡 …………………………… 157
Coriolus versicolor (L. ex Fr.) Quel
　　彩绒革盖菌 …………………………… 31
Corydalis yanhusuo W. T. Wang 延胡索 …… 62
Crataegus cuneata Sieb. et Zucc. 野山楂 … 107
Cudrania cochinchinensis (Lour.) Kudo
　　et Masam. 构棘 ……………………… 115
Curcuma kwangsiensis S. G. Lee et C. F. Liang
　　广西莪术 ……………………………… 123
Curcuma phaeocaulis Val. 蓬莪术 ………… 123
Curcuma wenyujin Y. H. Chen et C. Ling
　　温郁金 ………………………………… 123
Cuscuta australis R. Br. 南方菟丝子 ……… 137
Cuscuta chinensis Lam. 菟丝子 …………… 137
Cynomorium songaricum Rupr. 锁阳 ……… 154

D

Dendrobium nobile Lindl. 金钗石斛 ……… 92
Dipsacus asper Wall. ex Henry 续断 ……… 152
Drynaria fortunei (Kunze) J. Sm.
　　槲蕨 …………………………… 112, 114

E

Epimedium brevicornu Maxim. 淫羊藿 …… 149

Epimedium koreanum Nakai 朝鲜淫羊藿 … 149

Epimedium pubescens Maxim. 柔毛淫羊藿… 149

Epimedium sagittatum（Sieb. et Zucc.）Maxim.
　箭叶淫羊藿………………………… 149

Eriocaulon saxangulare L. 华南谷精草……… 65

Euryale ferox Salisb. 芡 ……………… 72，73

F

Ficus carica L. 无花果 ………………… 29

Fritillaria taipaiensis P. Y. Li 太白贝母……… 17

Fritillaria unibracteata Hsiao et K. C. Hsia
　var. *wabuensis*（S. Y. Tang et S. C. Yue）Z. D.
　Liu，S. Wang et S. C. Chen 瓦布贝母……… 17

G

Gallus gallus domesticus Brisson 家鸡 ……… 89

Gardenia jasminoides Ellis 栀子……………… 109

Gastrodia elata Bl. 天麻 ………………… 26

Gleditsia sinensis Lam. 皂荚 ……………… 143

H

Hierodula patellifera（Serville）巨斧螳螂 … 127

I

Ilex asprella（Hook. et Arn.）Champ. ex Benth.
　梅叶冬青………………………………… 74

Ilex cornuta Lindl. ex Paxt. 枸骨 …………… 111

M

Melia toosendan Sieb. et Zucc. 川楝 ………… 20

Microcos paniculata L. 破布叶 ……………… 47

Morinda officinalis How 巴戟天 …………… 39

N

Nelumbo nucifera Gaertn. 莲 ………… 119，121

P

Paeonia lactiflora Pall. 芍药 ………………… 51

Panax ginseng C. A. Mey. 人参 ………… 3，6

Panax notoginseng（Burk.）F. H. Chen
　三七 …………………………………… 9，11

Phellodendron chinense Schneid. 黄皮树 …… 129

Picrorhiza scrophulariiflora Pennell
　胡黄连………………………………… 102

Pinellia ternata（Thunb.）Breit. 半夏 ……… 53

Piper nigrum L. 胡椒 ……………………… 104

Polygonatum cyrtonema Hua
　多花黄精………………………… 133，135

Polygonatum kingianum Coll. et Hemsl.
　滇黄精…………………………… 133，135

Polygonatum sibiricum Red. 黄精 …… 133，135

Poria cocos（Schw.）Wolf 茯苓……………… 100

Prunus armeniaca L. 杏 ……………………… 108

Prunus armeniaca L. var. *ansu* Maxim. 山杏 … 108

Raphanus sativus L. 萝卜 …………………… 117

R

Rhodiola crenulata（Hook. f. et Thoms.）H. Ohba
　大花红景天……………………… 66，68

Rosa laevigata Michx. 金樱子 ……………… 94

Rubus chingii Hu 华东覆盆子……………… 159

S

Saussurea involucrata（Kar. et Kir.）Sch. –Bip.
　天山雪莲……………………………… 24

Selaginella tamariscina（Beauv.）Spring
卷柏······98

Siraitia grosvenorii（Swingle）C. Jeffrey
ex A. M. Lu et Z. Y. Zhang　罗汉果······90

Sparganium stoloniferum Buch.-Ham.
黑三棱······13

Statilia maculata（Thunberg）　小刀螂······127

Stellaria dichotoma L. var. *lanceolata* Bge.
银柴胡······141

T

Tenodera sinensis Saussure　大刀螂······127

Terminalia chebula Retz. var. *tomentella* Kurt.
绒毛诃子······84

Terminalia chebula Retz. 诃子······84

Trionyx sinensis Wiegmann
鳖······162，163

Trogopterus xanthipes Milne-Edwards
复齿鼯鼠······35

Typhonium flagelliforme（Lodd.）Blume
鞭檐犁头尖······41，43

U

Ulva lactuca L.　石莼······22

Ulva pertusa Kjellm.　孔石莼······22

V

Vitex negundo L. var. *cannabifolia*
（Sieb. et Zucc.）Hand.-Mazz. 牡荆······131

Vitex negundo L. 黄荆······131

Z

Ziziphus jujuba Mill.　枣······15